儿童牙体牙髓病学

乳牙与年轻恒牙牙髓治疗的新进展

Pediatric Endodontics: *Current Concepts in Pulp Therapy for Primary and Young Permanent Teeth*

原　　著　[以]Anna B. Fuks　Benjamin Peretz

主　　译　郭青玉

译　　者　（按姓氏笔画排序）

　　　　　刘　飞　苏雪龙　李芝香　李扬程

　　　　　肖　刚　郭青玉　滕　蕊

学术秘书　刘　飞

世界图书出版公司

西安 北京 上海 广州

图书在版编目（CIP）数据

　　儿童牙体牙髓病学: 乳牙与年轻恒牙牙髓治疗的新进展 /（以）安娜·弗克斯（Anna B. Fuks），（以）本杰明·佩雷茨（Benjamin Peretz）著；郭青玉主译 .—西安：世界图书出版西安有限公司，2017.9
　　书名原文：Pediatric Endodontics: Current Concepts in Pulp Therapy for Primary and Young Permanent Teeth
　　ISBN 978-7-5192-3611-3

　　Ⅰ . ①儿… Ⅱ . ①安… ②本… ③郭… Ⅲ . ①小儿疾病—牙疾病—诊闻 Ⅳ . ① R788

　　中国版本图书馆 CIP 数据核字（2017）第 239100 号

书　　名	儿童牙体牙髓病学：乳牙与年轻恒牙牙髓治疗的新进展	
	Ertong Yati Yasuibingxue Ruya yu Nianqing Hengya Yasui Zhiliao de Xinjingzhan	
原　　著	［以］ Anna B. Fuks　　Benjamin Peretz	
主　　译	郭青玉	
责任编辑	马元怡	
装帧设计	新纪元文化传播	
出版发行	世界图书出版西安有限公司	
地　　址	西安市北大街 85 号	
邮　　编	710003	
电　　话	029-87214941（市场营销部）	
	029-87234767（总编室）	
网　　址	http://www.wpcxa.com	
邮　　箱	xast@wpcxa.com	
经　　销	新华书店	
印　　刷	陕西金德佳印务有限公司	
开　　本	787mm×1092mm　　1/16	
印　　张	10	
字　　数	150 千字	
版　　次	2017 年 9 月第 1 版　 2017 年 9 月第 1 次印刷	
版权登记	25-2017-0013	
国际书号	ISBN 978-7-5192-3611-3	
定　　价	110.00 元	

☆如有印装错误，请寄回本公司更换☆

原作者名单

Anna B. Fuks

Josimeri Hebling

Marcio Guelmann

Kaaren G. Vargas

Nili Tickotsky

Jungyi Alexis Liu

Jacques E.Nör

Benjamin Peretz

Carlos Alberto de Souza Costa

James A. Coll

Moti Moskovitz

Kevin J. Donly

Eyal Nuni

Carolina Cucco

乳牙和年轻恒牙牙体牙髓病是儿童口腔科最常见的病种之一。随着牙髓诊断技术、牙髓治疗药物及根管冲洗剂和治疗药物与设备的不断改进，牙髓治疗的效果逐渐提高，预后亦更加确定。然而，现阶段牙髓治疗的并发症难以避免，比如：乳牙牙髓治疗后的牙根内外吸收、根尖和根周感染，甚至影响继替恒牙胚的发育和恒牙正常萌出；以及年轻恒牙牙髓治疗后，牙体硬组织脆弱易折、根管钙化、牙冠变色及修复困难等问题。因此，保存或恢复牙髓活力可以在很大程度上改善目前的两难境地。

我国约有三亿六千万儿童。第三次全国流行病学调查显示我国5岁儿童龋病患病率为66%；12岁儿童恒牙患龋率为28.9%。但只有3.3%的儿童得到及时治疗。龋病是导致青少年、儿童牙髓病的首要病因，其次还有牙外伤（患病率约10%）和牙齿发育异常等。令人遗憾的是临床工作中我们时常遇到牙髓治疗不完善的乳牙和年轻恒牙。改善这种状况除了需要进一步加强龋病预防、合理膳食、保持口腔卫生以外，还需更多的口腔临床医生的参与。

虽然我国的儿童口腔医学在过去十多年取得了长足的发展，但专业的儿童口腔科临床医生数量还远远不能满足患者的需求。全科医生对儿童牙体牙髓病学的认知有限。目前尚未发现针对儿童牙体牙髓病的专业书籍或指南为儿童口腔医学专业的研究生、口腔临床医生乃至对儿童口腔医学感兴趣的本科生提供帮助。

本书详细阐述了现代口腔医学对健康牙髓的生物学认知，龋损等有害刺激的牙髓反应，针对不同类型牙髓病变的各种治疗方法，各种盖髓材料的利弊以及预后。重点强调治疗模式应向保守的方式进行转变，即依据症状和体征得出正确诊断并针对每一个病例评估合适的治疗方法。全文以牙髓病变的不同程度划分章节，逐步展开，内容丰富，包含大量病例图片，同时提供信息来源，方便读者查找。可以为儿童牙髓治疗提供更好的、更具问题导向的方法，指导读者为患儿提供更合理的医疗服务。

　　本书的参译者为儿童口腔医学专业的教师和研究生，主译从事儿童口腔医教研工作多年，对儿童牙体牙髓疾病有系统、全面和深刻的认识。翻译过程中我们秉承尊重原著的原则，一些词汇难以找到对应的中文术语，故保留了少量英文，以方便读者查阅相关内容。即使如此也难免存在理解差异和偏颇之处，欢迎读者批评指正，以便再版时修订。

2017 年 9 月

　　我们写这本书的初衷，是考虑到20余年来对于牙髓组织的科学认识有了长足的进步，这些认识影响了对处于不同病理状况的牙髓治疗的方法。这些巨大的进步也包括，在乳牙牙髓治疗方面，现代儿童口腔医学，可以提供更好的、更具问题导向的治疗和感染牙髓的治疗方法。因此，当斯普林格出版社（Springer）联系我们来写这一本书时，我们欣然同意。

　　我们认为学生，像本科生和研究生及专业团体有必要熟悉儿童牙体牙髓病学目前的技术发展状况。我们竭力让本书涵盖儿童口腔科中牙本质－牙髓复合体的各个方面：对健康牙髓的生物学认知，龋损的牙髓反应，针对不同类型牙髓病变的各种治疗方式，各种盖髓材料所带来的副作用及预后。

　　对于这些内容的进一步理解使我们得出结论：应该提倡对可逆性牙髓炎的保守治疗。因此，我们特别关注对于乳牙和年轻恒牙牙髓的保守治疗方法。本书重点强调治疗模式应向保守的方式进行转变，即依据症状和体征得出正确诊断并针对每一个病例评估合适的治疗方法。

　　尽管如此，本书仍涵盖了传统的治疗模式。

　　理解牙髓治疗的新观念可以指导儿童口腔医生和全科医生选择适当的治疗方法。

　　此外，还需要特别强调的是未来的牙髓治疗，得益于对干细胞的创新性认识。目前，学者们一致认为未来的医学和口腔医学，特别是牙髓治疗，在于对干细胞的全面研究。

我们希望此书可以为接诊儿童的口腔医学生和口腔医生带来帮助，以便为患儿提供更好的治疗。

Anna B. Fucks

Benjamin Peretz

致　谢

　　谨以此书献给我深爱的丈夫 Moises，亦是我长久以来的伙伴与朋友，和我珍爱的家人们 Tamar、Neta 和 Alona Peretz。

Anna B. Fuks, Benjamin Peretz

郑重声明

　　由于医学是不断更新拓展的领域，因此相关实践操作、治疗方法及药物都有可能会改变，希望读者可审查书中提及的器械制造商所提供的信息资料及相关手术的适应证和禁忌证。作者、编辑、出版者或经销商不对书中的错误或疏漏以及应用其中信息产生的任何后果负责，关于出版物的内容不作任何明确或暗示的保证。作者、编辑、出版者和经销商不就由本出版物所造成的人身或财产损害承担任何责任。

目录

第1章

儿童牙体牙髓病学：过去和现在的观点及将来的方向

Anna B. Fuks, Benjamin Peretz

儿童口腔医学是口腔医学中最需要所有专长的专业之一。然而，尚未意识到现今儿童口腔临床观念的更新及其终极目标的现象依然存在。由于儿童时期不完善或不满意的口腔治疗可能永久损伤整个咀嚼器官，给个体造成许多口腔问题，这在如今的成年人中很常见。因此不能过高估计传授儿童口腔医学的重要性[1]。

现代儿童口腔医学的终极目标是让儿童健康的或经过妥善治疗的乳牙自然脱落，过渡到恒牙列，并逐步树立保持最佳口腔健康习惯的正确态度。

1.1 儿童牙体牙髓病学

儿童口腔医学是唯一一个涉及儿童综合口腔卫生保健的专业。同样它涉及了口腔护理的方方面面，从预防到修复。历史上，儿童口腔医学由最初以拔牙

A.B. Fuks DDS
Department of Pediatric Dentistry, The Hebrew University
Hadassah School of Dental Medicine, Jerusalem, 12272, Israel
e-mail: fuks@mail.huji.ac.il

B.Peretz, DMD
Department of Pediatric Dentistry, The Maurice and Gabriela
Goldschleger School of Dental Medicine, Tel Aviv, Israel
e-mail: bperetz@post.tau.ac.il

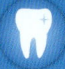

为主的临床演变而来,当时有牙髓病变的乳牙大部分被拔除了,不注重保存牙髓。直到如今,尤其强调以预防口腔和牙齿疾病为主。

过去十余年间龋病治疗发展出一种更加保守的方法,如微创齿科及预防材料(大部分含氟)应用的增加。这得益于诊断标准和诊断工具的改进及齿科新产品和新材料面世。这些方法的进一步发展关乎牙髓治疗。长久以来,人们发现牙髓在遭遇严重侵犯时有惊人的自愈潜能,尤其是年轻的患者。这主要归结于牙髓有大量的细胞和丰富的血运。不完全去龋、逐步去龋及间接牙髓治疗可用于治疗可复性牙髓炎。此外,几种治疗不可复性炎症或坏死牙髓的技术已经进入儿童口腔临床应用。牙髓暴露有时是由于龋坏,但也可因牙体制备意外暴露,特别是上颌切牙牙冠折断。

尽管世界范围内龋病预防和各种治疗炎症或感染牙髓的产品已经取得了很大的进步,但仍可遇到相当数量未治疗或治疗不完善的乳牙和年轻恒牙。这就要求医生诊断准确、完全掌握牙髓状况和治疗策略的相关知识以及认识到患牙对咬合发育的价值。因此,儿童牙体牙髓病学有其独有的特点,涵盖了乳牙和年轻恒牙的牙髓治疗,这在不同的牙列阶段和不同患者中都能看到。

乳牙的解剖结构特点诠释了患儿经常需要牙髓治疗的原因。Finn[1] 和 Ash[2] 描述了 12 个乳牙与年轻恒牙的主要不同点,总结如下:乳牙牙釉质比恒牙薄,釉质到髓腔之间的牙本质厚度也比恒牙小。因此,乳牙牙髓距牙齿表面相对较近,龋蚀能够更快的进展到牙本质,牙齿更易受到感染,故乳牙出现龋蚀露髓的概率更高。如果感染扩散至根尖牙槽骨,发育中的恒牙也可能会受到影响。

年轻恒牙牙髓治疗应当考虑到年幼患者的预期生存期,并为牙根的发育成熟提供最好的条件。

临床医生应当掌握不同的治疗方法,才能为每一个患者选择最恰当的治疗方案。

1.2 历史展望

第一个覆盖暴露牙髓的方法由普鲁士国王弗里德里希二世的一名口腔医生菲利普·普法夫于 1756 年首先描述,他用金箔作为盖髓材料[3]。从那时起,有人逐渐研究并推荐了几种直接盖髓剂。直到 19 世纪末,牙髓组织需要烧灼刺激才会愈合的假设盛行,大部分盖髓材料凭经验采用。20 世纪初,微生物是牙髓感染的病因已经明确,更多的关注转向杀菌剂,虽然这一方法有效,但药物的细胞毒性很大。由于缺乏有效的工具以准确判断牙髓状况,导致治疗方案选择错误,有时对一些坏死的牙髓也做了盖髓术[3]。

1921 年,德特威勒进行了第一个相对科学的临床研究来比较不同盖髓材料,其中氧化锌的效果最好。一年后，利贝尔进行了首个动物实验，却得到灾难性的结果。因此，他将暴露的牙髓视为坏死的器官。1920年，赫尔曼引入氢氧化钙作为根管充填材料。1928—1930年，赫尔曼观察了活髓组织对氢氧化钙的反应，从而证实了氢氧化钙是一种具有较好生物相容性的材料。从那时起，数名学者建议将氢氧化钙作为直接盖髓剂，但是，直到20世纪中叶这一方法才成为标准治疗方案[3]。

治疗牙髓病变患牙方案的转变

本书提出了儿童口腔科患者牙髓病变患牙治疗方案的改变，并且在不同章节加以叙述。可复性牙髓炎的治疗方法由传统"激进"的完全去除龋坏牙本质、冒着牙髓暴露风险的治疗方法转向更为"保守"的、保留髓壁龋蚀以防止露髓的方法。这种方法正在口腔领域逐步扩展，有可能成为现代儿童口腔临床治疗深龋的选择。

只要口腔业界不接受微创齿科，许多可复性牙髓炎的患牙，原本可以保守治疗，却因传统的治疗方法而波及牙髓。这些牙齿将用本书述及的不同牙髓治疗方法进行治疗。

1.3 本书的范围

本书的9个章节将详细阐述乳牙牙髓发育及其生物医学和导向牙髓保守治疗的牙髓综合临床诊断，包括分次去龋、间接牙髓治疗（IPT）和直接盖髓术。在关于逐步去龋和IPT的章节中提到了Hall技术。Hall技术是在没有去龋和牙体制备的乳牙上粘接不锈钢冠，已经在一些临床研究中取得成功[4]。但是，该技术与已经建立的临床操作原则相矛盾，其对咬合发育的长期影响尚未可知。然而，它却清楚地证明如果诊断正确，在封闭良好的情况下，龋蚀可以留在患牙上。

再者，尽管笔者强调保守治疗，但这些都是基于医生依据症状和体征做出的准确诊断之上，以确保对每个病例所采用的治疗恰当。很明显，完善的放射检查是做出正确诊断的基础。当不宜保守治疗时，则采用牙髓切断术（沿用40年之久），同时批判性的讨论各种盖髓材料。此外，除了治疗成功的原因，更重要的是失败的原因也在讨论范畴。

本书中特殊的一章将讨论牙髓治疗后患牙恰当修复的重要性，强调预防微渗漏，改善患牙的最终预后。

尽管本书着眼于乳牙，如前所述，儿童的年轻恒牙也经常表现出牙髓的病理改变，这些患牙需要与成人恒牙不同的治疗方法，为此，有一章专门讨论有关问题。

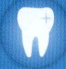

最后，新兴的生物治疗实验产品，如利用干细胞，这一全新的医学与口腔医学领域，也将述及。这一方法无疑是未来最有发展前景的产品。它将拓展保守治疗的范畴，给临床医生更多的备选手段治疗病变牙髓。

1.4 本书的目标

本书旨在使口腔专业的学生、全科医生和儿童口腔科医生熟悉不同的治疗产品及未控制龋的并发症，为他们提供牙髓炎症程度的诊断方法，使其能够选择最合适的治疗方法。

本书是向 Dr. Sidney B. Finn，这一儿童口腔医学的先驱者之一，编者的良师益友致敬。同时，Dr. Finn 友善热情的个性，总是表现出对患儿及其家长的同情和人道主义精神，对 Dr. Fuks 的教育和职业操守有巨大的影响。

参考文献

[1] Finn SB. The children's dentist, his practice and his community//Finn SB. Clinical Pedodontics. 4th ed. Clinical Pedodontics. Philadelphia: WB Saunders, 1973.

[2] Ash M, Wheeler's dental anatomy, physiology and occlusion. 7th ed. Philadelphia: WB Saunders, 1992.

[3] Dammaschke T. The history of direct pulp capping. J Hist Dent, 2008, 56(1):9–23.

[4] Innes NP, Stewart M. The hall technique, a simplified method for placing stainless steel crowns on primary molars, may be as successful as traditionally placed crowns. J Evid Based Dent Pract, 2015, 15(2):70–72.

（郭青玉　译）

第 2 章
乳牙牙髓的发育及生物学背景

Anna B. Fuks, Josimeri Hebling, Carlos Alberto de Souza Costa

2.1 引　言

　　牙髓治疗的原则是保存具有正常生理功能的牙髓或保存患牙。乳牙早失会导致错𬌗畸形和（或）美观、发音和功能受限等问题。因此保存牙髓活力应是最有益于患牙的首选治疗。但是在不宜保留牙髓的情况下，应去除病变牙髓，以维持牙列完整、维护咀嚼功能[1,2]。

　　过去一百多年以来，在实践中应用了多种活髓保存治疗方法，但是缺乏足够的科学依据。自20世纪70年代，文献中报道了许多临床和实验室研究成果，推动了实验技术向临床治疗方法的转化[3]。

A.B. Fuks, DDS
Department of Pediatric Dentistry, The Hebrew University
Hadassah School of Dental Medicine, Jerusalem, 12272, Israel
e-mail: fuks@mail.huji.ac.il

J. Hebling, DDS, MS, PhD
Department of Orthodontics and Pediatric Dentistry, University Estadual
Paulista-UNESP, Araraquara School of Dentistry,
Rua Humaitá, 1.680-Centro, |Araraquara, SP 14.801-903, Brazil
e-mail: Jhebling@foar.unesp.br

C.A. de Souza Costa, DDS, MS, PhD
Department of Physiology and Pathology, University Estadual Paulista-UNESP,
Araraquara School of Dentistry, Rua Humaitá 1.680-Centro,
Araraquara, SP 14.801-903, Brazil
e-mail: casouzac@foar.unesp.br

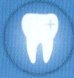

Tziafas[4]描述了当今对牙发育分子和细胞机制的认识，强调了生理发育和再生组织之间的相似性。作者提出在过去二十年中口腔医学面临的最大挑战是如何通过现代生物医学来维持牙的结构和功能。目前对牙发育和再生机制已有了初步的认识，对于未来的口腔治疗提供了良好的前景和契机。

乳牙牙髓组织在组织学上类似于恒牙牙髓，本章的目的是使读者了解牙髓–牙本质复合体的发育、结构和功能特点，以此作为牙髓病诊断的病理学基础。牙髓–牙本质复合体在不同的病理刺激下的反应和愈合能力将在后续章节中加以讨论。

2.2 牙髓–牙本质复合体的形成

牙髓是间叶细胞来源的结缔组织，位于由牙本质壁包绕形成的髓腔和根管中。

成牙本质细胞仅存在于牙髓组织中，合成富含胶原的牙本质有机基质，经矿化后沉积在牙髓周围。由于牙本质和牙髓在胚胎发生和功能上关系密切，故二者常合称为牙髓–牙本质复合体（图2.1）。

在冠部，牙髓–牙本质复合体由釉质包绕；在根部，则由牙骨质、牙周膜和牙槽骨包绕。当周围组织受损，外界刺激可以通过根管或牙本质小管到达牙髓，牙髓–牙本质复合体的平衡将被打破[5]。

牙是不可再生性器官，发育规律与心、肺、肾、胸腺、毛囊等器官类似[6]。牙发育中最关键的步骤是外胚层来源的上皮和间充质细胞的相互作用，共同诱导牙发育完成[6]。

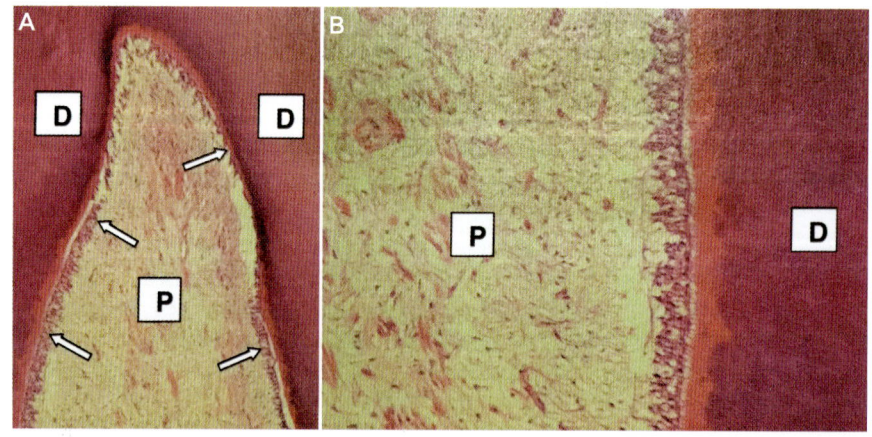

图2.1 A.健康乳牙组织切片。髓腔中存在一层界限分明的成牙本质细胞层（箭头所示），外侧为其分泌的具有小管状结构的牙本质层（D）。HE染色，放大32倍。P：牙髓。B.为图A的高倍镜下所见。注意紧贴成牙本质细胞的为一层未矿化的前期牙本质。牙髓组织中可见细胞、毛细血管和疏松的细胞外基质。HE染色，放大160倍

　　根据典型的组织学表现，可将牙发育分为多个时期，包括牙板、蕾状期、帽状期、钟状早期和钟状晚期。根据功能特点，牙发育分为初始期、形态发生、细胞分化和组织矿化4个阶段[6]。牙板形成是牙发育开始的标志，此时牙源性上皮和外胚间叶组织以不同的速率分别生长、增厚，状如花蕾[6]。在蕾状期，外胚间叶细胞增生，密集在一起包绕上皮芽，最终形成牙乳头。这些细胞增殖、移动和分化能力大大增强。

　　形态发生期包括蕾状期、帽状期和钟状早期。这一阶段中，上皮芽继续生长，其周围的外胚间叶细胞密度增加，聚集的间叶细胞形成牙乳头和牙囊，将来分别发育为牙髓-牙本质复合体以及牙支持组织[6]。在由蕾状期向帽状期过渡时出现釉结，标志着牙冠开始发育。釉结中的细胞不再继续生长，但是在牙形态发生中有重要的作用，可能是调节牙尖形成以及牙乳头发育的信号中心[6]。

　　进入钟状早期后，相似的上皮细胞团分化为形态和功能各不相同的细胞成分，分别是：内釉上皮层、中间层、星网状层和外釉上皮层，共同组成的整体称为成釉器。

　　内釉上皮与牙乳头表面的未分化间质细胞接触，共同形成牙釉质、牙本质和牙髓。在钟状晚期（细胞分化期），内釉上皮细胞伸长为高柱状，整齐地排列在成釉器凹面的基底膜上，并向邻接的牙乳头细胞发出信号，诱导其分化为成牙本质细胞[6]。这一过程在牙髓生物学中有深入的研究探讨，特别是这种特殊的结缔组织怎样抵抗损伤和各种病理刺激而自愈。更多的细节将在本章后续内容中加以叙述。

　　研究内釉上皮细胞诱导牙乳头细胞分化的机制具有重要意义。牙乳头细胞完成最后一次有丝分裂后退出细胞周期，亲代排列于基底膜上，而子代细胞仍在牙乳头内侧，将构成未来成熟牙髓组织中的多细胞层。亲代细胞和子代细胞均有分化为成牙本质细胞的潜能，因此都被称为成牙本质细胞前体细胞。内釉上皮细胞和成牙本质细胞前体细胞之间为基底膜。基底膜由胶原、层粘连蛋白、硫酸肝素和其他蛋白聚糖构成。

　　基底膜传递上皮和间质细胞间交互作用的信号，影响成牙本质细胞的表型。上皮细胞可以分泌生长因子，如转化生化因子-β（TGF-β）超家族成员，这些生物活性蛋白经基底膜传递与成牙本质细胞前体细胞上的相应膜受体结合，刺激后者分泌更多的生长因子并表达 msxs 基因。大量的 TGF-β 促使成牙本质细胞前体细胞膜表达一种165KD的受体，只有当该受体与基底膜上的纤连蛋白结合以后，才最终完成了向成牙本质细胞的分化，随之开始合成分泌富含胶原的牙本质基质（图2.2）。msxs 基因的同源蛋白也将参与成牙本质细胞的分化，其功能可能是调节前体细胞的细胞骨架改建。

　　成牙本质细胞在靠近胞体处分泌牙本质有机基质，此处也是矿化的前沿。矿化的过程主要取决于成牙本质细胞的功能：它们释放磷脂、碱性磷酸酶以及

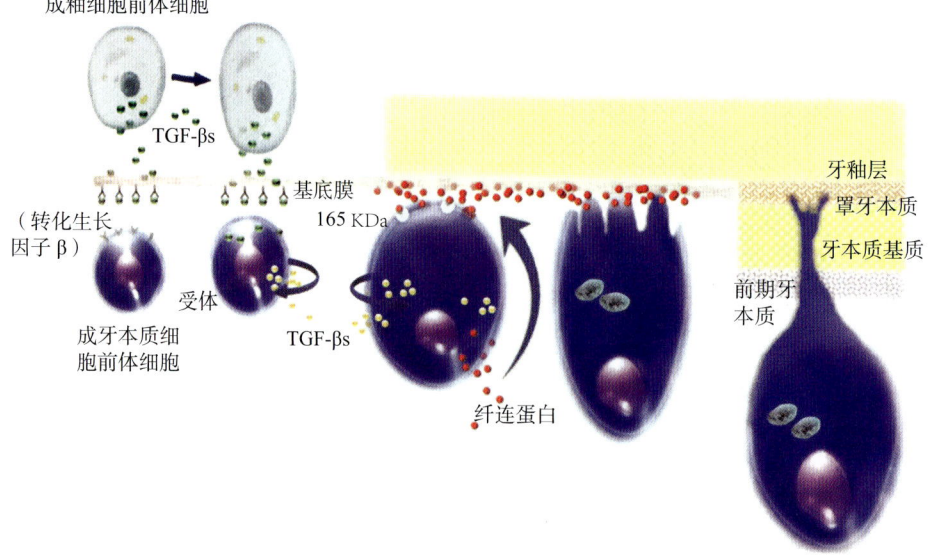

图 2.2   牙乳头细胞分化为成牙本质细胞机制示意图（修改自 [31]，J. Hebling, 2015）

含有羟基磷灰石晶体的基质小泡。牙本质的矿化形态主要是球形矿化。羟基磷灰石晶体不断生长形成钙球，钙球进一步长大融合形成单个的钙化团。随着牙本质的不断形成，成牙本质细胞向中心移动，内部空间的减少使得成牙本质细胞留下弯曲的运动轨迹；牙乳头的体积也逐渐减少，最终成为牙髓组织。第一层牙本质一旦形成，内釉上皮（成釉细胞前体细胞）开始分化为高柱状的成釉细胞，开始分泌釉质的有机基质并几乎同时开始矿化。

牙冠形成的开始部位是切缘和牙尖，釉质在牙尖和牙颈部不断地形成。当牙冠发育即将完成时，牙根开始发生。内釉上皮和外釉上皮在成釉器的颈环处增生，向未来的根尖孔方向生长。这些增生的上皮呈双层，称为赫特威希上皮根鞘。被上皮根鞘包进的牙乳头细胞也向根尖增生，之后形成根部牙本质。上皮根鞘外侧的牙囊细胞穿过根鞘上皮进入新形成的根部牙本质表面，分化为成牙骨质细胞并分泌牙骨质的有机基质；另一些牙囊细胞将分化形成牙周膜和牙槽骨。上皮根鞘的游离端内折，称为上皮隔。在牙根发育后期，上皮隔开口缩小，根尖孔宽度也随之缩小（图 2.3）。在根尖孔完全闭合之前，此处仍存留有由间叶细胞组成的牙乳头，其临床意义在于，当患牙受损甚至出现牙髓坏死时，根尖区的部分细胞仍具有增殖和分化能力，可以用于根尖的继续发育或者形成牙本质桥封闭根尖孔。甚至当牙乳头细胞也严重受损的情况下，仍然可以进行根尖诱导成形术 [5]。这个话题将在第 8 章详细讨论。

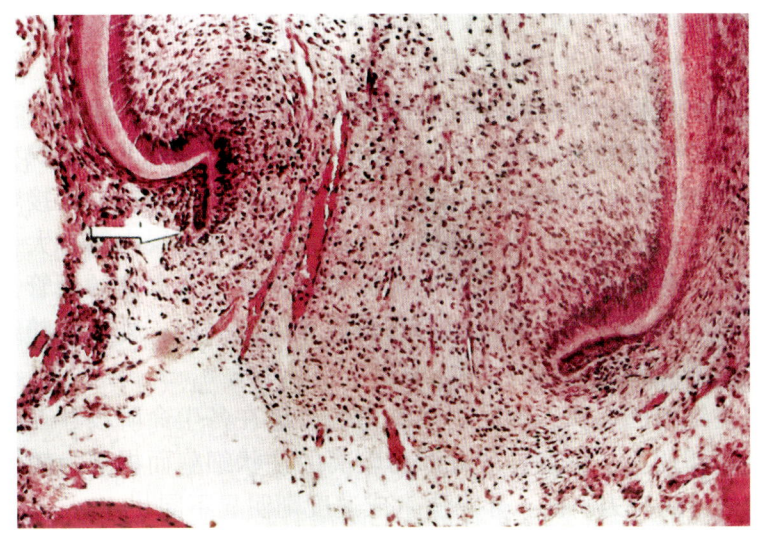

图2.3　根尖孔形成。左侧箭头所示为赫特威希上皮根鞘及与其接触的牙乳头细胞（Roberto Holland 教授惠赠，2008）

2.3 牙　髓

　　牙髓是来源于外胚间叶的结缔组织，位于由牙体硬组织（牙本质、牙釉质和牙骨质）所形成的髓腔内。牙髓中的血管可以通过根尖孔和（或）侧支根管与牙周组织相通联，进行营养物质的交换。

　　人体中许多器官均由疏松结缔组织形成的基质部分（营养支持）和实质部分（功能性组织）组成。牙髓作为疏松的结缔组织，却同时作为基质和实质结构，可以发挥营养和形成牙本质等功能。牙髓被封闭于牙齿的中心部位，有冠髓和根髓之分。对于单根牙，二者为一连续的整体；而对于多根牙，以髓室底为界可将二者明确区分：冠髓富含细胞和细胞外基质，根髓中纤维数量较多、血管 – 神经鞘更加集中（图 2.4）。

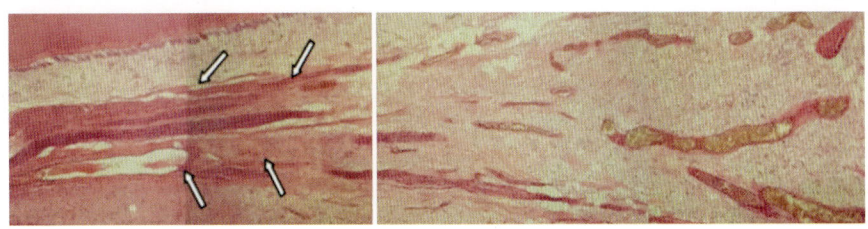

图2.4　正常牙齿结构中根髓（左）和冠髓（右）的形态观察。如箭头所示，根髓为纤维结缔组织，其中靠近根尖孔处有血管 – 神经鞘走行。而冠髓为疏松的结缔组织，其中含有大量血管。HE 染色，放大 32 倍

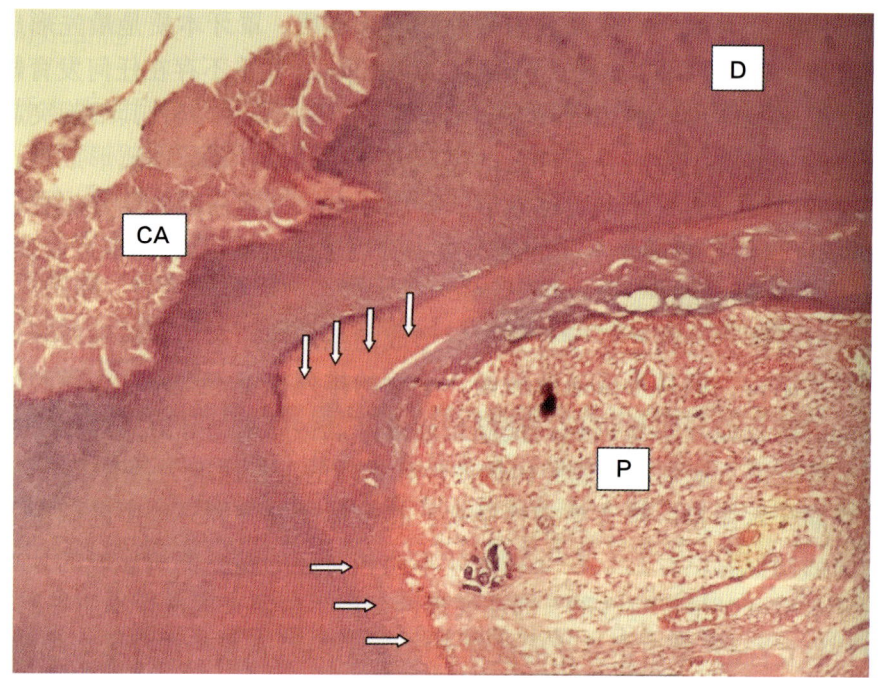

图 2.7 乳牙殆面急性龋（CA）。水平箭头所示为在远离刺激处由原发性成牙本质细胞形成的具有管状结构的反应性牙本质。垂直箭头所示为在深龋接近髓角的部位形成的无管状结构的修复性牙本质。HE 染色，放大 32 倍。D：牙本质，P：牙髓

前期牙本质是由成牙本质细胞合成的一薄层（约 20μm）富含胶原且未矿化的牙本质基质，其间可见钙化小球（图 2.8）。当钙化小球融合不完全时，小球之间留下一些未被钙化的间质，称为球间牙本质。这些区域多见于根部的牙本质以及冠部牙本质的表面，罩牙本质和管周牙本质的交接处。前期牙本质主要成分为 I 型胶原、Ⅲ 型胶原、糖蛋白和蛋白多糖。

牙根部透明层内侧有一层颗粒状矿化不全的区域，称托姆斯颗粒层。托姆斯颗粒层形成原因可能是成牙本质细胞突起的末端膨大或末端扭曲所致。

牙本质的主要组成部分是呈放射状排列的牙本质小管，周围充满了组织液和成牙本质细胞分泌的有机基质。由于管周牙本质的矿化过程持续终生，能够长期维持管状空间的稳定性。随着成牙本质细胞自釉牙本质界向牙髓方向运动，牙本质小管逐渐延伸并贯通于牙本质全层。不同牙位、不同区域的小管数量不同。釉牙本质界（近表面侧）的牙本质小管数目约为每平方毫米 20 000 个，而前期牙本质（近髓腔侧）附近的牙本质小管数目接近每平方毫米 75 000 个。

牙本质小管周围存在管周牙本质和管间牙本质。构成牙本质小管管壁的间质称为管周牙本质；管周牙本质之间的为管间牙本质。部分成牙本质细胞突起伸入牙本质小管内（图 2.8）。

牙本质小管沿途分出许多侧支，与邻近小管的侧支相互吻合。管周牙本质

矿化程度高，近 96% 的成分为羟基磷灰石晶体，硬度是管间牙本质的 4 倍。来自外界环境的温和刺激，如磨耗和龋损，可能造成牙本质小管的闭塞，出现硬化牙本质。管间牙本质中所含胶原纤维较多，围绕小管成网状交织排列，并与小管垂直（图 2.9）。窝洞充填前，使用酸蚀剂或螯合剂去除或减少表面的管周牙本质，将管间牙本质的胶原纤维微孔支架暴露，再涂布黏结剂[9,10]。

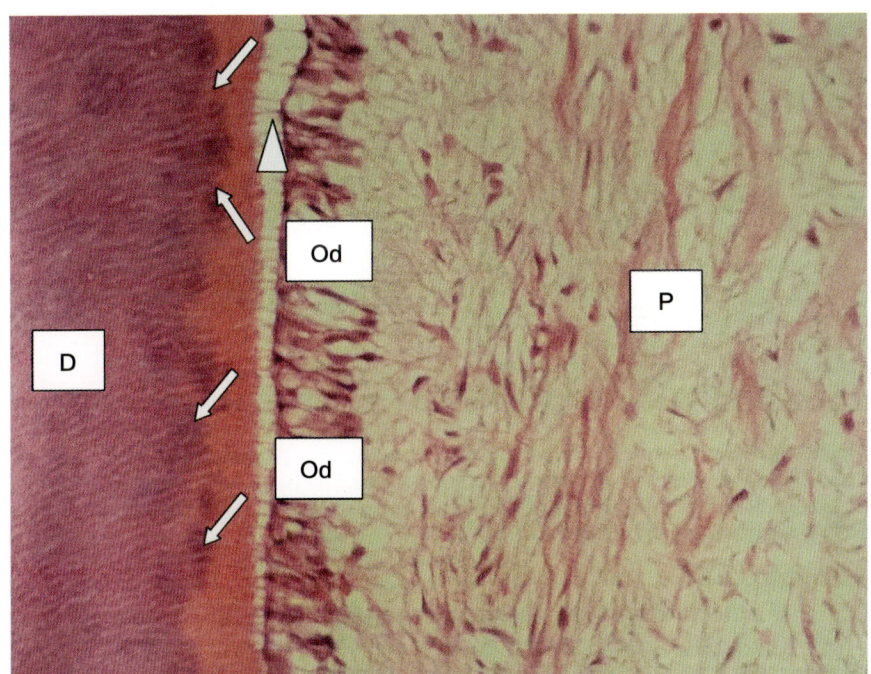

图 2.8　健康的乳牙组织切片。在牙本质小管和前期牙本质之间，可见到矿化的前沿——钙化小球（斜形箭头所指）。宽箭头所示为成牙本质细胞（Od）突起伸入牙本质小管中。D：牙本质，P：牙髓。HE 染色，放大 125 倍

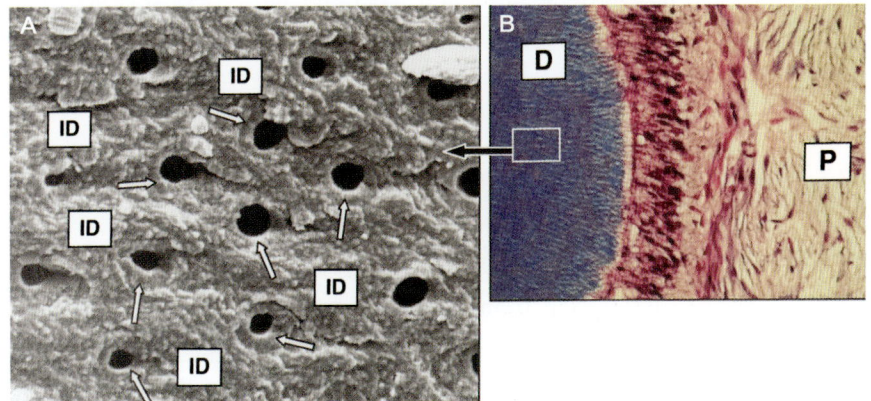

图 2.9　A. 牙本质结构。箭头所示为牙本质小管旁的管周牙本质，管周牙本质之间的大面积区域为管间牙本质（ID）。扫描电镜，放大 3000 倍。B. 牙髓 – 牙本质复合体。D：牙本质，P：牙髓。可见成牙本质细胞突起伸入牙本质小管中。Masson 三色染色，放大 125 倍

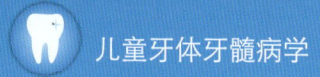

2.5 影响乳牙牙髓 – 牙本质复合体对刺激反应的因素

　　尽管在生命进程中，乳牙存在的时间远远短于恒牙，其牙本质厚度也较薄，但是二者对于龋损的反应则十分相似，包括成牙本质细胞数量的减少和炎细胞的增多。该现象常见于深龋对应髓腔区域，离龋损越远反应越轻，根尖孔处的牙髓几乎完全不受累[11]。乳牙列和恒牙列均常常因外伤、龋病等强烈的外界刺激损伤牙髓 – 牙本质复合体而导致牙髓炎症[12]。

2.6 充填术后边缘微渗漏的危害

　　大量研究表明，细菌及其代谢产物是造成牙髓炎症的主要原因。将无菌鼠的牙髓暴露于口腔后，仅发生轻微的牙髓炎症反应[13]。随后使用不同的材料垫底，氧化锌 – 丁香油酚水门汀充填窝洞以减少细菌微渗漏，最终病变得以自愈[14]。这一研究证实细菌在牙髓炎症中的重要地位。

　　当细菌侵入牙本质接近牙髓，即剩余牙本质厚度（RDT）小于 0.25mm 时，牙髓可发生明显的炎症反应；而同样深度的无菌性窝洞预备则不会诱发炎症反应[15]。若不考虑 RDT，细菌会加重牙髓炎症的程度[16]。在 V 类洞中，细菌的存在会导致单位面积中成牙本质细胞数目的降低；RDT 不足 0.5mm 时细胞数量的丧失较 RDT 大于 0.5mm 时更加明显[16]。因此，决定临床上活髓保存治疗成败的关键就在于，能否进行完善的冠方封闭、减少微渗漏，降低细菌对牙髓的刺激[17]。但是也有研究发现，无菌的窝洞充填后也会出现牙髓炎症反应[8,18-22]，说明细菌并不是唯一的影响因素。例如充填材料中的某些刺激性成分可通过牙本质小管造成牙髓的损伤（图 2.10）。

2.7 剩余牙本质厚度的保护作用

　　一项体内研究表明，窝洞中剩余牙本质厚度（RDT）与牙髓炎症反应程度密切相关，特别是在 RDT 不足 0.3mm 的情况下，这一表现更为明显[8,22]。当 RDT 小于 0.25mm 时，成牙本质细胞数量明显减少，同时出现少量的牙本质修复性反应[23,24]。近期研究发现，前磨牙的颈部深龋（RDT 小于 0.3mm）经黏结修复后会引起牙髓的炎症反应，可能是由于材料通过深层牙本质对牙髓的化学刺激所致[8,22,25]。超过 0.5mm 的 RDT 可以有效维持成牙本质细胞正常的新陈代谢，或者促使其分泌反应性牙本质，隔绝充填材料对牙髓的不良刺激[8]。少于 0.5mm

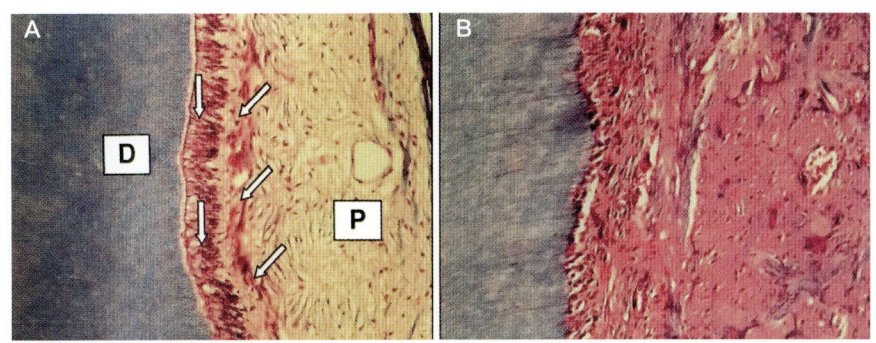

图2.10　A.恒前磨牙颈部深龋，氢氧化钙垫底后充填。图中所示牙髓组织结构正常。Masson 三色染色，放大 64 倍。D：牙本质，P：牙髓，竖箭头：成牙本质细胞层，斜箭头：多细胞层。B.恒前磨牙深龋，使用树脂类洞衬材料后充填。经 BB 染色（Brown 和 Brenn 法）证实冠方没有微渗漏和阳性着色的细菌，但牙髓结构丧失、炎症反应严重。Masson 三色染色，放大 64 倍

的 RDT 则不能维持生理性成牙本质细胞的数量，由牙髓中的间充质细胞分化为成牙本质细胞样细胞，迁移至受损处分泌修复性牙本质。修复性牙本质可以降低牙本质的渗透性，增加充填物和髓腔之间的牙本质层厚度，保护牙髓。但是间充质细胞的不断丧失，会使后期牙髓 – 牙本质复合体对外界刺激的抵抗能力随之降低。因此，RDT 是抵抗细菌及其代谢产物、温度刺激和化学刺激等的重要屏障。对于深龋患牙，选择生物相容性较好的材料作为洞衬才能够取得理想的保髓效果[8]。

基于尽可能保留牙本质厚度的原则，应考虑以下 3 种不同的情况：

1. 原发性龋或浅龋的窝洞预备（RDT>0.5mm）：在龋坏相应的髓腔处可能已有反应性牙本质沉积，管间牙本质矿化、硬化牙本质出现，牙本质的渗透性降低以保护牙髓组织。此时的刺激因素多为信号分子，如牙本质脱矿所释放的 TGF–β1 和骨形成蛋白 –2（BMP–2）等[26]。

2. 深龋的窝洞预备（RDT<0.5mm）：深龋可能已导致部分成牙本质细胞死亡。根据牙髓炎症反应的不同，祖细胞或干细胞可迁移至受损区域并分化为成牙本质细胞样细胞，分泌第三期牙本质中的修复性牙本质，如前所述[27,28]（图2.11）。

3. RDT 在 0.25~0.04mm 的深龋，第三期牙本质的修复能力受到极大的限制[15]。研究发现，与 RDT 为 0.5~0.25mm 窝洞相比，这类龋损会导致其对应髓腔侧的成牙本质细胞数均值减少 36%。由于细胞严重受损，没有足够的成牙本质细胞分泌牙本质完成组织修复，会在备洞、充填后出现持续的牙髓炎症反应，最终导致治疗失败[29]。

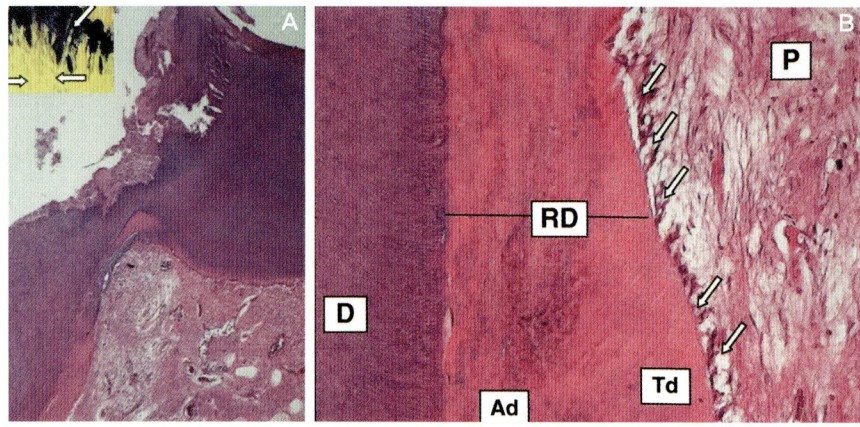

图 2.11 A. 第一乳磨牙深龋。HE 染色，放大 32 倍。小图中斜箭头所示为坏死的牙本质，水平箭头所示为入侵牙本质小管的细菌，BB 染色，放大 125 倍。牙髓组织结构丧失，出现明显的炎症反应。图 B 为图 A 的高倍镜下所见。在原发性牙本质（D）内侧有修复性牙本质（RD）形成。图中还可见到形态不同的、非管状牙本质（Ad）中包含死亡的成牙本质细胞，以及由新生成牙本质细胞样细胞（斜箭头所示）所分泌的管状牙本质（Td）.HE 染色，放大 125 倍。P：牙髓

2.8 临床建议

在窝洞预备时，应减少对牙髓的刺激、避免造成不可逆的牙髓损伤，应做到：间断操作、使用锐利的器械，并用气水枪冷却。选择生物相容性好、抗菌、具有生物活性的洞衬材料封闭牙本质小管，隔绝充填材料对牙髓的化学刺激。

参考文献

[1] Fuks AB. Pulp therapy in the primary and young permanent dentitions. Dent Clin North Am, 2000,44:571–596.

[2] Fuks AB. Pulp therapy for the primary dentition//Pinkham JR. Pediatric dentistry: infancy through adolescence. Philadelphia: Saunders, 2005.

[3] Massara MLA, Toledo OA. Terapia endodontica em deciduos//Toledo OA. Odontopediatria, fundamentos para a pratica clinica. 3rd ed. Sao Paulo: Editorial Premier, 2005.

[4] Tziafas D. Dentinogenic potential of the dental pulp: facts and hypotheses. Endod Top, 2010, 17: 42–64.

[5] Costa CAS, Figueiredo JAP, Hebling J, et al. Pulp biology//Estrela C. Endodontic science, vol 1. Sao Paulo, Artes Medicas, 2009.

[6] D'Souza R. Development of the pulp-dentin complex//Hargreaves KM, Goodies HE. Seltzer and Bender's dental pulp. Chicago: Quintessence, 2002.

[7] Smith AJ. Dentin formation and repair//Hargreaves KM, Goodies HE. Seltzer and Bender's dental pulp. Chicago: Quintessence, 2002.

[8] de Souza Costa CA, Hebling J, Scheffel DL, et al. Methods to evaluate and strategies to improve the biocompatibility of dental materials and operative techniques. Dent Mater, 2014,30(7):769–784. doi: 10.1016/j.dental.2014.04.010. Epub 2014 May 28.

[9] Sardella TN, de Castro FL, Sanabe ME, et al. Shortening of primary dentin etching time and its implication on bond strength. J Dent, 2005,33(5):355–362. Epub 2004 Dec 13.

[10] Scheffel DL, Tenuta LM, Cury JA, et al. Effect of acid etching time on demineralization of primary and permanent coronal dentin. Am J Dent, 2012,25(4):235–238.

[11] Di Nicolo R, Guedes-Pinto AC, Carvalho YR. Histopathology of the pulp of primary molars with active and arrested dentinal caries. J Clin Pediatr Dent, 2000,25:47–49.

[12] Klinge RF. Further observations on tertiary dentin in human deciduous teeth. Adv Dent Res, 2001, 15:76–79.

[13] Kakehashi S, Stanley HR, Fitzgerald RJ. The effect of surgical exposures of dental pulp in germ free and conventional laboratory rats. Oral Surg Oral Med Oral Pathol, 1965, 20: 340–349.

[14] Cox CF, Keall CL, Keall HJ, et al. Biocompatibility of surface-sealed dental materials against exposed pulps. J Prosthet Dent, 1987,57:1–8.

[15] Murray PE, About I, Tranquil JC, et al. Restorative pulpal and repair responses. J Am Dent Assoc, 2001, 132:482–491.

[16] About I, Murray PE, Franquin JC, et al. Pulpal inflammatory responses following non carious class V restorations. Oper Dent, 2001, 26:336–342.

[17] Qvist V. Correlation between marginal adaption of composite resin restorations and bacterial growth in cavities. Scand J Dent Res, 1980,88:296–300.

[18] Qvist V, Staltze K, Qvist J. Human pulp reactions to resin restorations performed with different acid-etch restorative procedures. Acta Odontol Scand, 1989,47:253–263.

[19] Costa CAS, Giro EM, do Nascimento AB, et al. Short-term evaluation of the pulpo-dentin complex response to a resin-modified glass-ionomer cement and a bonding agent applied in deep cavities. Dent Mater, 2003,19(8):739–746.

[20] de Souza Costa CA, Teixeira HM, Lopes do Nascimento AB, et al. Biocompatibility of resin-based dental materials applied as liners in deep cavities prepared in human teeth. J Biomed Mater Res B Appl Biomater, 2007,81(1):175–184.

[21] Modena KC, Casas-Apayco LC, Atta MT, et al. Cytotoxicity and biocompatibility of direct and indirect pulp capping materials. J Appl Oral Sci, 2009,17(6):544–554.

[22] Costa CAS, Ribeiro AP, Giro EM, et al. Pulp response after application of two resin modified glass

ionomer cements (RMGICs) in deep cavities of prepared human teeth. Dent Mater, 2011, 27(7):e 158–170. doi: 10.1016/j.dental.2011.04.002. Epub 2011 May 5.

[23] About I, Murray PE, Franquin JC, et al. The effect of cavity restoration variables on odontoblast cell numbers and dental repair. J Dent, 2001, 29:109–117.

[24] Camps J, Dejou J, Remusat M, et al. Factors influencing pulpal response to cavity restorations. Dent Mater, 2000, 16:432–440.

[25] de Souza Costa CA, Hebling J, Randall RC. Human pulp response to resin cements used to bond inlay restorations. Dent Mater, 2006, 22(10):954–962.

[26] Sloan AJ, Smith AJ. Stimulation of the dentine-pulp complex of rat incisor teeth by transforming growth factor-beta isoforms 1-3 in vitro. Arch Oral Biol, 1999,44:149–156.

[27] Goldberg M, Smith AJ. Cells and extracellular matrices of dentin and pulp: a biological basis for repair and tissue engineering. Crit Rev Oral Biol Med, 2004,15:13–27.

[28] Tecles O, Laurent P, Zygouritsas S, et al. Activation of human dental pulp progenitor/stem cells in response to odontoblast injury. Arch Oral Biol, 2005, 50:103–108.

[29] Murray PE, About I, Lumley PJ, et al. Cavity remaining dentin thickness and pulpal activity. Am J Dent, 2002, 15:41–46.

[30] Duque C, Negrini TC, Sacono NT, et al. Clinical and microbiological performance of resin-modified glass-ionomer liners after incomplete dentine caries removal. Clin Oral Investig, 2009, 13(4):465–471. doi: 10.1007/s00784–009–0304–2.

[31] Ruch JV, Lesot H, Begue-Kim C. Odontoblast differentiation. Inter J Develop Diol, 1995, 39: 51 68.

（刘　飞译；郭青玉审）

第 3 章
临床牙髓诊断

Marcio Guelmann

迄今为止鲜见临床诊断特征与牙髓组织病理状况相关性的研究[1]。先进的测试技术和工具（如激光多普勒血流仪和脉搏血氧测定仪）均可以检测牙髓活力状况。然而，对低龄儿童和患特殊疾病的儿童进行口腔检查时，由于他们无法完全配合，即使使用这些新手段和技术也难以得到可靠的检查结果。

为了判断患牙的牙髓状况，临床医生可以通过病史、口内外检查、疼痛性质、牙髓活力检查和影像学检查获得必要的信息。另外，一些引起患者不适的体征，如外伤、大而深的龋损或失败的修复体等，也在牙髓诊断中至关重要，有助于判断患牙的预后。

本章旨在帮助临床医生正确判断牙髓状况，并逐一讨论与其相关的各种因素。最后，笔者将整合这些收集到的信息，帮助临床医生做出正确诊断并制定最适合的治疗方案。

3.1 病　史

伴有系统性疾病的儿童与一般健康儿童的口腔治疗方案不同，需要有针对性的特殊治疗[2]。尽管目前证据不足，但是美国儿童口腔医学会（AAPD）仍建议对患有严重免疫系统疾病的儿童，应慎重考虑近髓深龋的治疗方案。当感染累及牙髓，大部分临床医生选择拔除患牙等较为激进的方案，而不是冒着可能

M. Guelmann, DDS
Department of Pediatric Dentistry, University of Florida,
1395 Center Drive, Gainesville, FL 32610-0426, USA
e-mail: mguelann@dental.ufl.edu

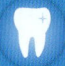
因感染而威胁生命安全的风险进行保守治疗。对于牙髓治疗后的患牙，建议定期检查有无因牙髓、根尖周、根分叉感染所致的牙根内吸收征兆或治疗失败[3]。

3.2 口内和口外检查

颌面部的肿胀、发红，或者颌下淋巴结肿大提示可能存在急性牙槽脓肿（图3.1）。严重时会引起面部蜂窝织炎波及眶下间隙，导致眼睑闭合不全、张口受限、发热等。这时应该及时去医院就诊，并使用 IV 级抗生素。通过细致的口内和影像学检查可发现患牙存在较深的龋损或充填较深的修复体（图3.2A~图3.2C）。临床诊断为牙髓坏死，根据牙齿的可修复性、感染严重程度、骨吸收程度、病变邻近继替恒牙牙囊的发育程度以及患者的合作程度等因素，确定最终的治疗方案为拔除或根管治疗（图3.3）。如果牙源性感染局限于牙髓组织或仅波及直接邻近的周围组织，且家长未发现明显的发热或肿胀等全身症状，则不推荐全身使用抗生素，减少抗生素耐药的风险[4]。

口内检查时，临床医生应该进行全面细致的软组织检查，寻找前庭沟肿胀的位置。患牙的瘘管可能与外伤（图3.4）、龋病或较深的近髓充填体有关（图

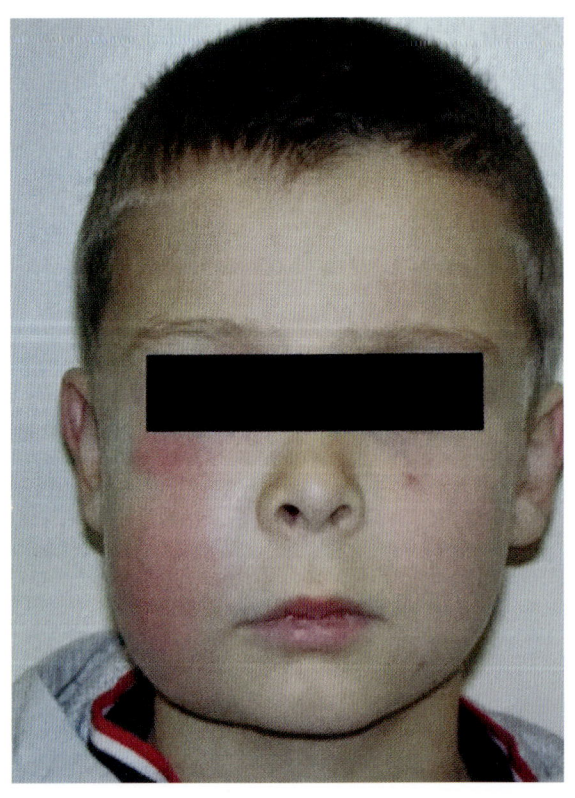

图 3.1　上颌乳磨牙感染引起的牙槽脓肿，导致面部肿胀和蜂窝织炎
（Abi Adewumi 博士，佛罗里达大学）

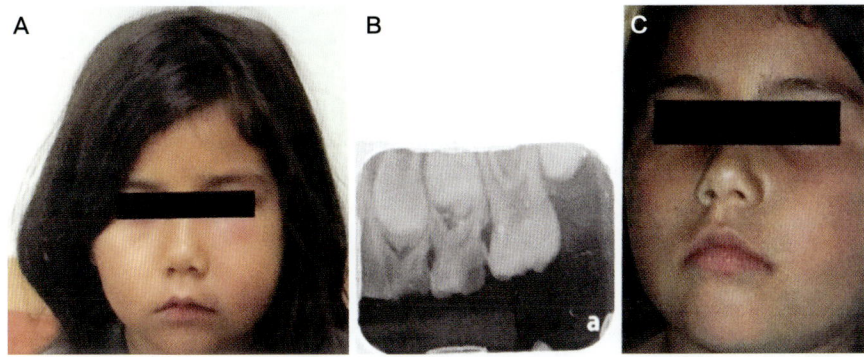

图 3.2　A. 7 岁患者，面部蜂窝织炎波及颊间隙和眶下间隙；B. 根尖 X 线片显示深龋累及 64 牙和 65 牙，难以修复；C. 拔除感染患牙，术后 6d 面部恢复正常（Chelsea Brinkman 博士，儿童口腔科住院医师，佛罗里达大学）

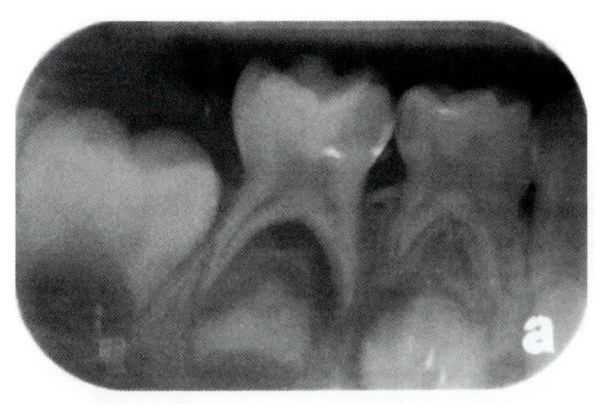

图 3.3　85 牙深龋，较大范围的根分叉和根尖暗影，邻近正在发育的第二恒前磨牙牙胚

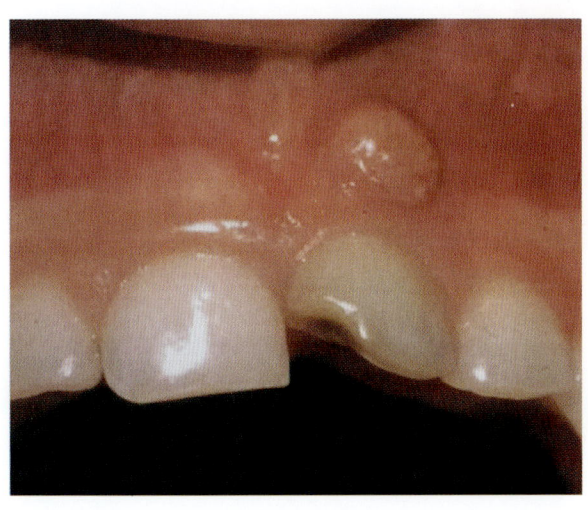

图 3.4　61 牙因外伤、感染导致牙齿变色，牙髓坏死和瘘管

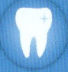

3.5A～图 3.5D）。

　　进行硬组织检查时，对临床诊断有疑问的患牙，应该检查有无异常动度和叩诊不适。如果相邻牙齿存在开放的邻面龋，由于食物嵌塞导致龈乳头炎，可能出现叩诊的假阳性反应（龈乳头炎并非急性牙髓炎）。对儿童进行叩诊和触诊检查时，动作应该轻柔，结合告知－示范－演示的行为管理方式[5]，并且应该先检查对侧的健康牙齿，使患儿适应检查时的正常感受。

3.3 疼痛的特征

　　低龄儿童不能清楚表达病史，父母可以代述其症状。当去除有害刺激后（激惹性或诱发性疼痛），疼痛症状消失，表明牙髓处于可复性状态，可以选择更为保守的治疗方法，例如间接盖髓术或牙髓切断术。如果主诉为持续性，延迟性或剧烈性疼痛，影响睡眠和正常的生活，称之为自发性疼痛，表明牙髓处于不可复性状态。这些信息结合临床和影像学检查，可以帮助临床医生确定最终的治疗方案，例如牙髓摘除术或拔除患牙。

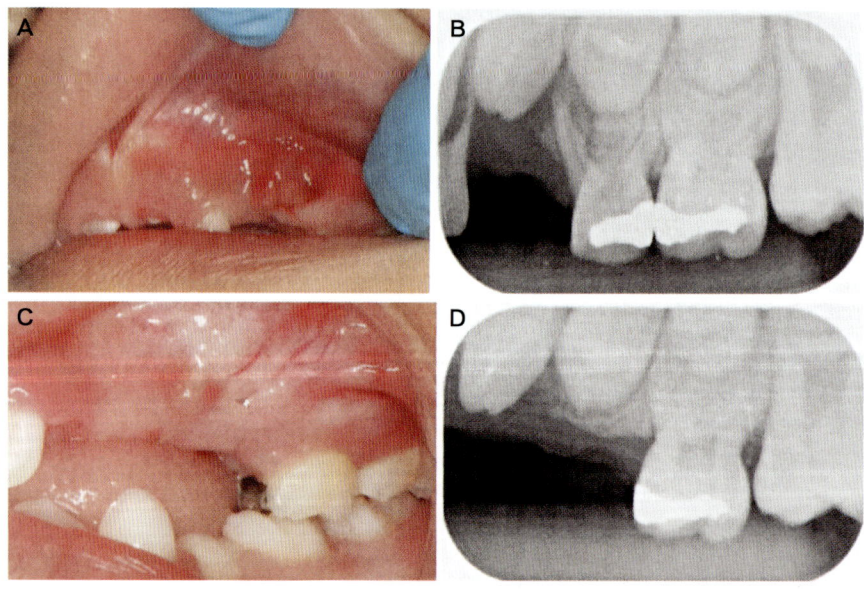

图 3.5　A 和 B. 口内像可见 54 牙牙髓坏死引起的牙龈瘘管，下唇挡住了 54 牙部分牙冠；X 线片显示 54 牙上充填较深的银汞合金修复体；C 和 D. 口内像可见 54 牙拔除后，牙龈瘘管愈合；术后 10 周 X 线表现（Jeffery Jackson 博士，儿童口腔科住院医师，佛罗里达大学）

3.4 牙髓敏感试验

牙髓敏感试验和叩诊在乳牙的检查中很难获得一致的结果[6]。由于检查依赖于受试者的主观反应，低龄儿童患者会更为焦虑从而导致结果的可信度降低[7]。最常用的牙髓敏感试验方法是冷诊法和牙髓电活力检测法（EPT）[7,8]。为了获得可靠的检查结果，需要进行牙面干燥和牙齿隔湿。首先应该检查邻牙或对侧正常牙的牙髓活力反应值，作为对比的基线值。冷喷雾是最常用的刺激物，使用方便、可靠，比牙髓电活力测试准确性更高[7,9,10]。冷诊法可以用来鉴别可复性牙髓炎和不可复性牙髓炎。如果刺激去除后，疼痛减轻，可诊断为可复性牙髓炎。如果刺激去除后，疼痛持续，则诊断为不可复性牙髓炎[11]。Jespersen 等检查和比较了无龋和有龋的牙齿对冷诊法和电活力测试法的反应。结果发现，有龋的活髓牙齿对冷诊更为敏感；对冷诊无反应的龋坏牙，诊断为牙髓坏死更为可靠[7]。处于混合牙列早期的患者，有深龋的恒磨牙能很好地耐受冷诊法，这可以作为去龋前牙髓有活力的依据[12]。

3.5 深龋的术前诊断

乳牙深龋的牙髓活力检测存在局限性，应综合考虑叩诊、扣诊、𬌗翼片和根尖片等多种检查所提供的信息。高质量的𬌗翼片能清楚地显示根分叉区，这对准确的临床诊断很有必要。然而，对于低龄儿童的乳牙列和混合牙列阶段，尤其使用 0# 或 1# 胶片时，不能显示乳磨牙根尖 1/3 和第一恒磨牙的根尖发育情况。为了排除牙根内吸收或根尖炎症，有必要加拍根尖片。图 3.6A 𬌗翼片显示 75 牙为深龋，口腔检查无明显临床症状。加拍根尖片显示没有根分叉和根尖病变，提示可以采取牙髓保守治疗即间接牙髓治疗（图 3.6B）。相反，85 牙根尖片显示根分叉病变，提示牙髓坏死，但是，𬌗翼片未能发现病变（图 3.6C、D）。图 3.6E 中，临床检查 85 牙，有明显的临床症状，其根尖片显示牙根内吸收和根分叉病变。

通过𬌗翼片观察到一位 7 岁患儿的乳磨牙牙髓切断治疗成功。然而，𬌗翼片未能显示深龋 36 牙的根尖区（图 3.6F）。加拍根尖片可见 36 牙根发育未完成，根尖未见明显病变（图 3.6G）。

牙髓活力正常的牙齿 X 线表现为：硬骨板完整和连续，乳磨牙的根分叉区存在骨小梁结构（图 3.7）。

由于上颌骨解剖结构差异和影像的重叠，难以清楚的显示这些组织结构[2]。在无临床症状的乳牙和恒牙中，深龋最深部位与髓角之间正常牙本质厚度（至少1mm）有很重要的作用，它决定是否选择间接牙髓治疗[13]。最近有学者建议对深龋的乳磨牙使用过渡性修复治疗评估牙髓状况[14]。该技术将在第四章详细讨论。

为了保存患牙，避免牙髓远期损伤，无临床症状的可复性牙髓炎患牙可以

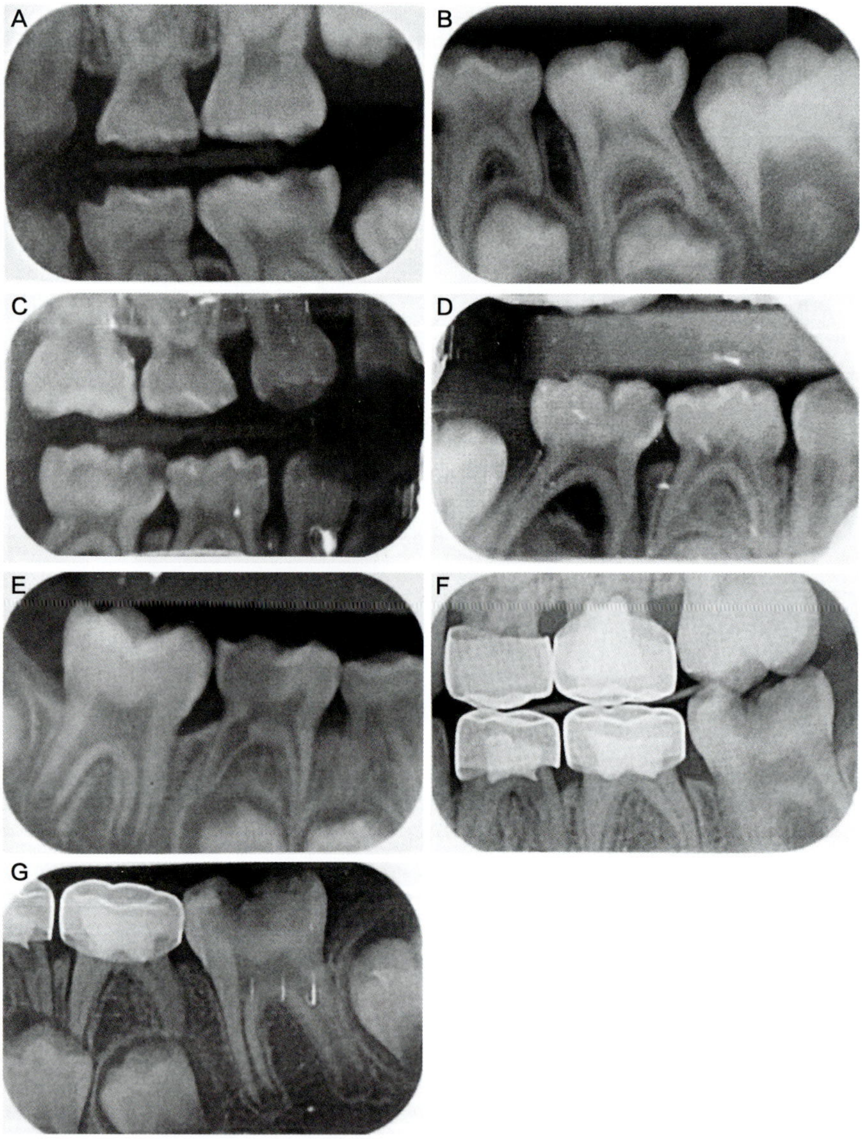

图3.6 A.左侧粭翼片显示75牙深龋，无临床症状；B.根尖片显示75牙无根分叉病变，提示可以进行牙髓保守治疗即间接牙髓治疗术；C. 4岁患者的右下粭翼片，85牙激发痛，伴有叩诊疼痛；D.根尖片显示85牙有明显根分叉病变，提示牙髓坏死；E.不同的患者，但是类似的位置，伴有临床症状的85牙根尖片显示牙根内吸收和根分叉病变；F. 7岁患者，粭翼片显示36牙深龋；G.根尖片显示36牙根发育正常，无明显病变（Nico Eastham博士，儿童口腔科住院医师，佛罗里达大学）

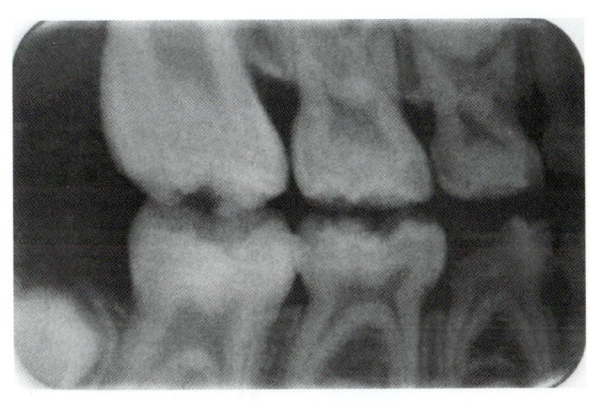

图 3.7　84 牙深龋，无任何临床症状，硬骨板连续，根分叉区有正常的骨小梁结构

采取保守的治疗方案进行保髓，例如分次去龋和不完全去龋[12,15]。分次去龋是为了避免牙髓暴露，通过二次去龋，最终完全去净龋坏组织的保守方法[15]。不完全去龋与分次去龋的概念相同；且二者的永久充填原则类似（图 3.8A,B）。这两种技术在第四章会详细讨论。

3.6 诊断性治疗

在一些病例中，只有对牙髓状态进行直接的评估后，才能做出最终的诊断并制订相应的治疗方案。牙髓暴露后，应观察牙髓的颜色和出血量。如果牙髓出血较多或出现脓性渗出，提示不可复性牙髓炎或牙髓坏死。这些将影响或改变最终的治疗方案。例如，如果选择甲醛甲酚牙髓切断术，那么自然状态下的出血应该是鲜红色，并且使用小棉球轻轻压迫后 5 分钟内可止血。如果持续出血，更多人倾向于选择更彻底的治疗方案，例如牙髓摘除术或拔牙，因为大量出血提示炎症已波及根髓。相反，如果存在牙髓息肉，冠髓切断后出血可以自然停止，则可以选择牙髓切断术（图 3.9）[16]。由于预后效果不佳，乳牙牙髓暴露不建议做直接盖髓治疗[3]。

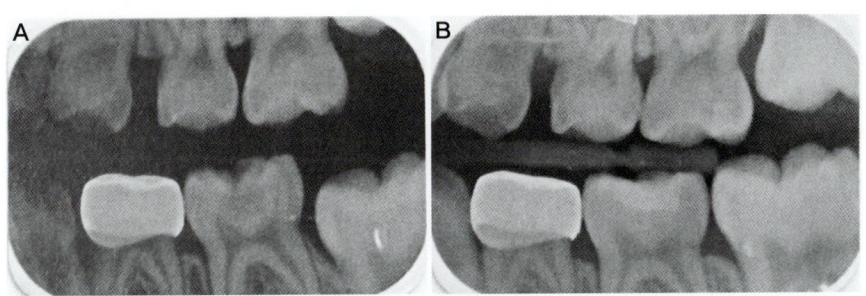

图 3.8　A. 75 牙深龋，无任何临床症状，不完全去龋后复合树脂充填；B. 6 月后牙髓正常，充填体近髓相应位置可见修复性牙本质形成；（Susana Perry 博士，儿童口腔科住院医师，佛罗里达大学）

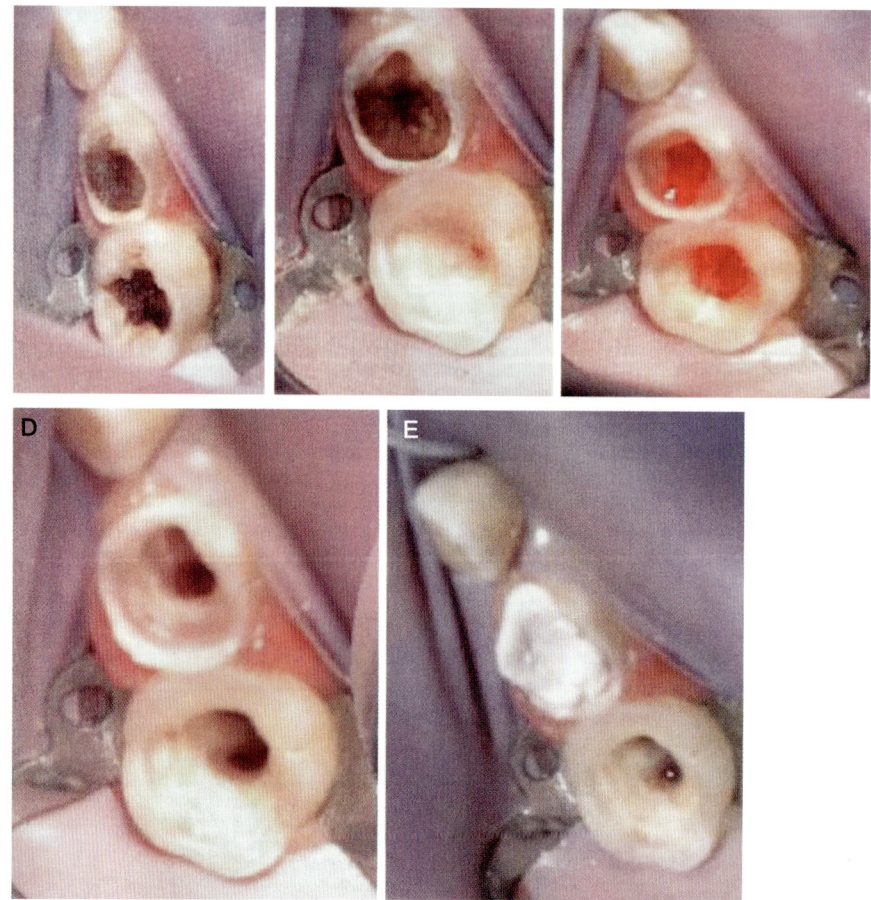

图 3.9　A.第一乳磨牙和第二乳磨牙大面积龋坏 B.完全去净腐质后牙髓暴露 C.牙髓切断后，出血量较多，颜色鲜红色 D.出血停止，提示可以选择牙髓切断术 E.牙髓断面使用氧化锌丁香油糊剂覆盖（Nathan Rozenfard,DMD）

年轻恒牙保存活髓的治疗，可以使用直接盖髓术，部分牙髓切断术，或冠髓切断术（图 3.10）。

如果判断牙髓坏死，建议使用根尖诱导成形术和牙髓再生技术诱导根尖闭合。在第八章中，将深入地讨论这些技术。

判断乳牙和年轻恒牙深龋患牙牙髓状态的方法见表 3.1 和 3.2。

3.7 牙外伤

乳牙和年轻恒牙外伤影响牙髓活力。牙冠变色提示髓腔内牙髓变性。外伤后常引起牙冠变成黄褐色。根尖片有助于诊断和确定是否需要治疗。诊断为根管闭锁的牙齿（微黄色）牙髓可能仍有活力，应该定期检查监测（图 3.11A,B）。

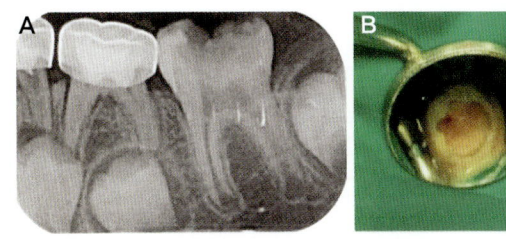
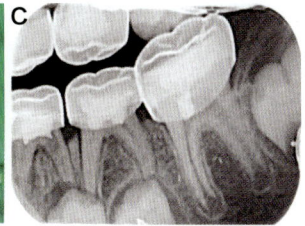

图3.10　A.36牙可复性牙髓炎 B.去净腐质，可见极小露髓孔 C.36牙无任何临床症状，行MTA部分牙髓切断术，术后3月X线根尖片（Nicole Eastham博士，儿童口腔科住院医师，佛罗里达大学）

表3.1　深龋乳牙牙髓状态的判断过程

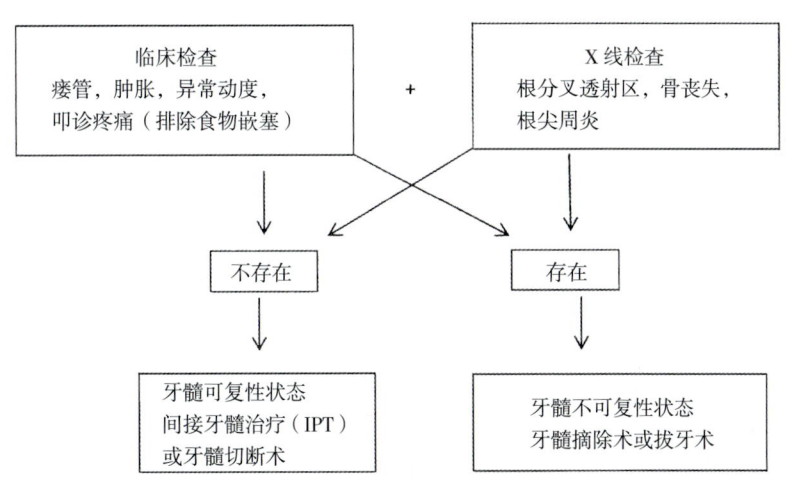

疼痛史	无临床症状或诱发性或激发性	自发性疼痛
牙髓状态	可复性	不可复性

不用牙髓活力测试
（不可靠）

临床检查
瘘管，肿胀，异常动度，
叩诊疼痛（排除食物嵌塞）

+

X线检查
根分叉透射区，骨丧失，
根尖周炎

不存在

存在

牙髓可复性状态
间接牙髓治疗（IPT）
或牙髓切断术

牙髓不可复性状态
牙髓摘除术或拔牙术

牙齿变色呈浅灰或深灰色，牙髓可能已经坏死。如果没有临床症状、软组织和根尖病变，则需要定期检查（图3.12A,B）[17]。如果有瘘管存在，牙冠呈浅灰色，则明确提示牙髓坏死（图3.4）。

恒牙外伤后，牙髓敏感性测试的准确率较低。牙髓有短期的反应丧失，尤其是脱位性损伤牙。长期随访中，牙髓电活力测试（EPT）是帮助判断牙髓状态的最好方法。

牙髓敏感性测试是有局限性的。虽然可以检测牙齿对刺激的反应，但不能

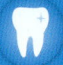

表 3.2　深龋年轻恒牙牙髓状态的判断过程

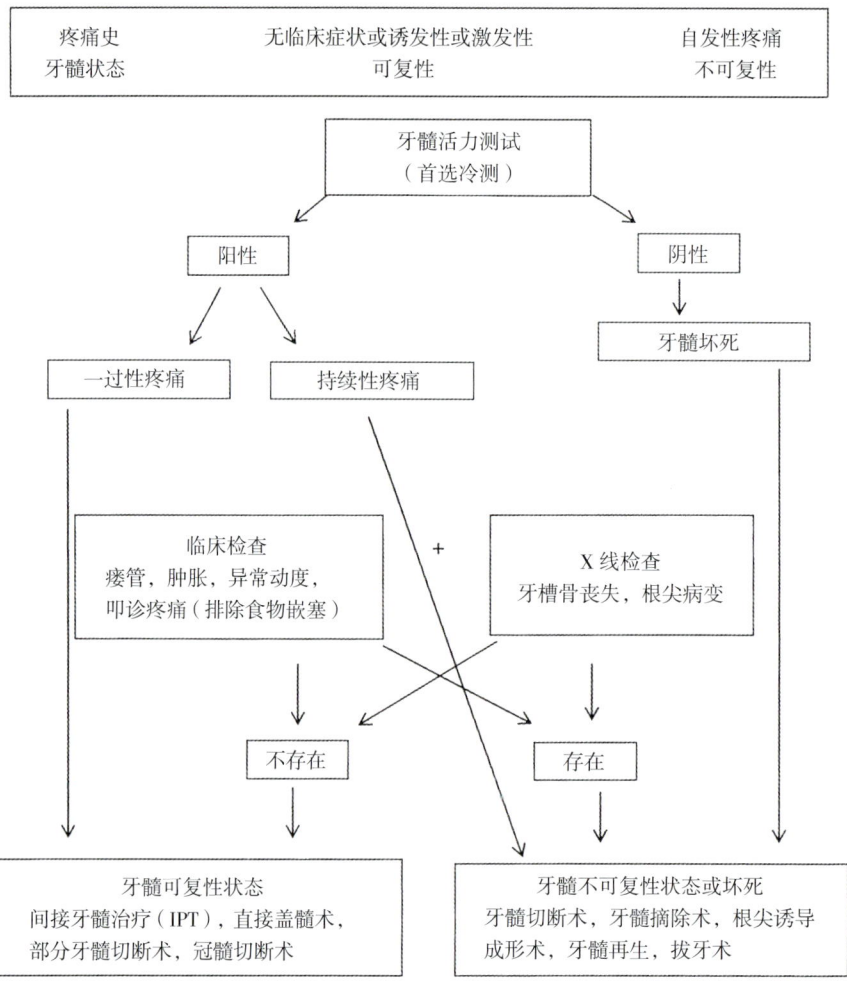

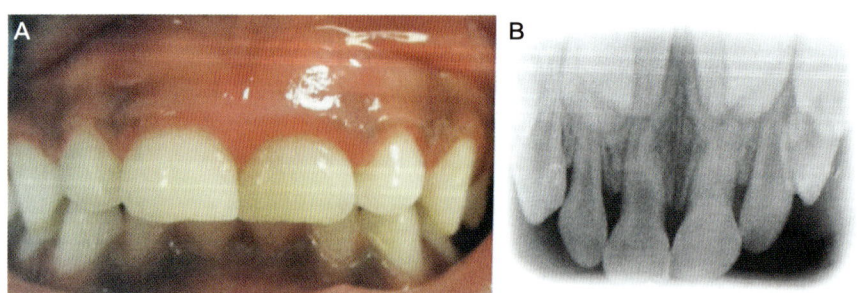

图 3.11　A. 61 牙牙冠变色。母亲没有注意到牙外伤，只是发现牙冠变色；B. X 线片显示 61 牙根管钙化，没有临床症状，牙周膜间隙正常，硬骨板连续

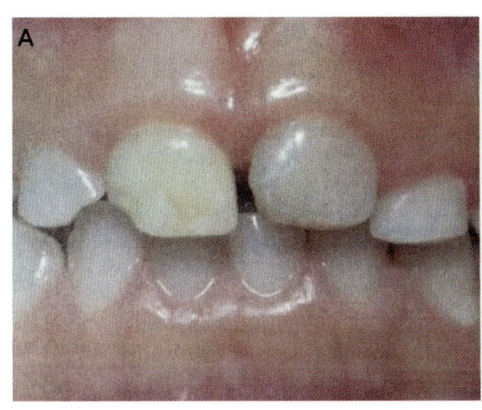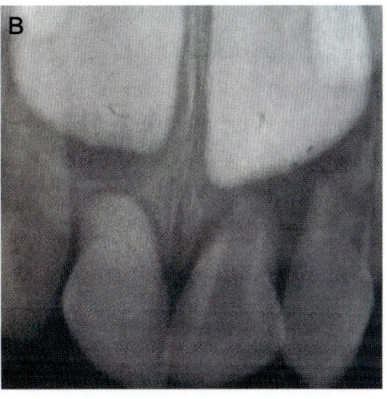

图 3.12 A. 51 牙牙冠黄褐色，61 牙牙冠灰色；B. 51 牙根管钙化和 61 牙牙髓坏死
（Robert Primosch 博士，佛罗里达大学）

评估牙髓血管的损伤[18]。脉搏血氧测定仪和激光多普勒血流测量仪，分别可以检测分析牙髓血管的血氧饱和度和血流。当牙髓神经出现暂时性感觉异常时，温度测试和电活力测试的可信度降低，此时，脉搏血氧测定法和激光多普勒血流测量仪的检查更为准确[8]。然而，激光多普勒血流仪费用较高，脉搏血氧仪需要适用于牙齿的探头，这些检查在临床上并不能常规使用。随着知识和技术的快速发展，将来会有越来越多可靠的预测方法评估牙髓活力[11]。

牙根发育程度对牙髓状态的判断和预后至关重要。由于年轻恒牙血供丰富，与根尖闭合的恒牙相比，牙髓愈合概率较高。这在第 8 章会详细讨论。

3.8 牙髓的组织病理学状态与深龋的相关性

有关乳牙深龋的程度与牙髓炎症程度之间的相关性方面的研究较少。Eidelman 和 Ulmansky[19] 分析了低龄儿童中诊断为龋坏、不可复性牙髓炎或拔除的乳切牙牙髓的组织病理学特点。去净腐质后，如果牙髓未暴露，表明牙髓可能正常，提示牙髓的组织学表现可能是正常的；如果牙髓暴露，大多数牙齿近穿髓孔处的牙髓是有炎症的，提示可以考虑牙髓切断术。Kassa 等[20] 拔除近中邻面及殆面龋坏的乳磨牙，分析其牙髓的炎症状态。发现当龋坏范围超过牙本质厚度的 50% 时，在相同龋坏深度下，许多广泛的牙髓炎症是近中邻面龋引起的，而不是殆面龋。最近的一项研究表明，拔除之前诊断为正常牙髓或可复性牙髓炎的牙齿，在拔除后对其牙髓状况进行组织病理学分析，结果与临床诊断有很好的一致性[21]。

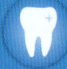

3.9 小 结

临床医生应该整合收集的临床和影像信息，准确判断牙髓状态。牙髓诊断是一个需要持续探索的领域，应开发出具有定性作用的试验来帮助医生做出正确诊断[22]。

> **重要内容：**
> - 年幼的患者不能清楚地陈述病史。收集疼痛病史时应询问父母。
> - 乳牙不做牙髓敏感性测试。
> - 对年幼患者进行叩诊和触诊时动作应轻柔，以防引发患儿的不合作行为。
> - 年轻恒牙深龋应该使用冷喷雾进行冷敏感测试，判断牙髓的可复性状态。
> - 高质量的𬌗翼片和根尖片对检查根分叉和根尖区的病变很有必要。

参考文献

[1] Levin LC, Law AS, Holland GR, et al. Identify and define all diagnostic terms for pulpal health and disease status. J Endod, 2009,35:1645–1657.

[2] Camp JH. Diagnosis dilemmas in vital pulp therapy: treatment for the toothache is changing, especially in young, immature teeth. Pediatr Dent, 2008,30:197–205.

[3] American Academy of Pediatric Dentistry Reference Manual. Guideline on pulp therapy for primary and immature permanent teeth. Pediatr Dent, 2014-2015,36:242–250.

[4] American Academy of Pediatric Dentistry Reference Manual. Guideline on use of antibiotic therapy for pediatric dental patients. Pediatr Dent, 2014-2015,36:284–286.

[5] Fuks AB. Pulp therapy for the primary dentition//Pinkham JR. Pediatric dentistry: infancy through adolescence. Philadelphia: Saunders, 2005.

[6] Malmgren B, Andreasen JO, Flores MT, et al. Guidelines for the management traumatic dental injuries: 3. Injuries in the primary dentition. Dent Traumatol, 2012,28:174–182.

[7] Jespersen JJ, Hellstein J, Williamson A, et al. Evaluation of dental pulp sensibility tests in a clinical setting. J Endod, 2014,40:351–354.

[8] Gopikrishna V, Tinagupta K, Kandaswamy D. Comparison of electrical, thermal, and pulse oximetry methods for assessing pulp vitality in recently traumatized teeth. J Endod, 2007,33:531–535.

[9] Villa-Chavez CE, Patifño-Marín N, Loyola-Rodriguez JP, et al. Predictive values of thermal and electric dental pulp tests: a clinical study. J Endod, 2013,39:965–1069.

[10] Bastos JV, Goulart MAG, Cortes MLS. Pulpal response to sensibility tests after traumatic dental injuries in permanent teeth. Dent Traumatol, 2014,30:188–192.

[11] Gopikrishna V, Pradeep G, Venkatesh babu N. Assessment of pulp vitality: a review. Int J Paediatr Dent, 2009,19:3–15.

[12] Maltz M, Jardim JJ, Mestrinho HD, et al. Partial removal of carious dentine: a multicenter randomized controlled trial and 18-month follow-up results. Caries Res, 2013,47:103–109.

[13] Reeves R, Stainley HR. The relationship of bacteria penetration and pulpal pathosis in carious teeth. Oral Surg Oral Med Oral Pathol, 1966,22:59–65.

[14] Coll JA, Campbell A, Chalmers NI. Effects of glass ionomer temporary restorations on pulpal diagnosis and treatment outcomes in primary molars. Pediatr Dent, 2013,35:416–421.

[15] Bjørndal L. Indirect pulp therapy and stepwise excavation. Pediatr Dent, 2010,30:225–229.

[16] Fuks A, Guelmann M, Kupietzky A. Currents developments in pulp therapy for primary teeth. Endod Top, 2012,23:50–72.

[17] Holan G. Long-term effect of different treatment modalities for traumatized primary incisors presenting dark coronal discoloration with no other signs of injury. Dent Traumatol, 2006,22:14–17.

[18] Jafarzade H, Rosenberg PA. Pulse oximetry: review of a potential aid in endodontic diagnosis. J Endod, 2009,35:329–333.

[19] Eidelman E, Ulmansky M. Histopathology of the pulp in primary incisors with deep dentinal caries. Pediatr Dent, 1992, 14:372–375.

[20] Kassa A, Day P, High A, et al. Histological comparison of pulpal inflammation in primary teeth with occlusal or proximal caries. Int J Paediatr Dent, 2009, 19:26–33.

[21] Ricucci A, Loghin S, Siqueira JF. Correlation between clinical and histologic pulp diagnoses. J Endod, 2014,40:1932–1939.

[22] Mejàre IA, Axelsson S, Davidson T, et al. Diagnosis of the condition of the pulp: a systematic review. Int Endod J, 2012,45:597–613.

（李芝香　译，刘　飞　郭青玉　审）

闭合性龋中有乳杆菌属各亚种的均匀混合物，龋蚀进展快；而开放性龋中则有许多不同种细菌，进展较慢[10]。临床上闭锁性龋意味着龋病进展快，来不及形成修复性牙本质防止龋蚀快速到达牙髓。适当去龋，不去净龋坏，能够避免牙髓暴露。开放性龋进展缓慢，通常会有修复性牙本质形成，可避免牙髓暴露[7]。

4.4 去龋方法

4.4.1 完全去龋

传统的深龋治疗方法是用低速手机和手用器械完全去龋[11]。完全去除所有感染牙本质和受累牙本质。

4.4.1.1 完全去龋和牙髓暴露概率

完全去除龋坏组织可能会导致牙髓暴露。一份 Mata 分析揭示乳牙和年轻恒牙深龋完全去龋与部分去龋相比，引起牙髓暴露的概率高三倍[12]。另外一个系统性回顾证实，与完全去龋比较，部分去龋可减少 77% 的牙髓暴露概率[13]。

1990 年，Elderton 声称大多数的修复体是因龋或（和）修复失败而做的再次修复体。这类修复体可致牙髓上方牙本质菲薄。修复体下方的剩余牙本质量是决定未来牙髓健康与否的重要因素[15]（见第 2 章）。有大量软龋的闭合性龋，完全去龋会使剩余牙本质明显薄弱。因此，不建议过度去龋[7]。

4.4.1.2 乳牙完全去龋和直接盖髓

由于预后不确定，乳牙深龋完全去龋后露髓，再行直接盖髓属禁忌[16]。另外，如同第五章所述，牙髓切断比较合适，成功率也相对较高。外伤性露髓或浅龋备洞过程中意外露髓，宜用氢氧化钙或聚三氧化矿物质（MTA）直接盖髓[1]。

4.4.1.3 恒牙完全去龋和直接盖髓

研究表明，恒牙深龋去净龋坏组织致牙髓暴露，直接盖髓成功率低[17,18]。在一份 58 例患者恒牙去龋露髓后采用氢氧化钙直接盖髓或牙髓切断氢氧化钙盖髓的随机多中心研究（randomized multicenter study）中，作者发现成功率低（分别为 31.8% 和 34.5%）。一年或以上随访发现两种术式牙髓活力无明显差异[17]。Al-Hiyasat 等[18]发现龋源性露髓盖髓成功率为 33%，而机械性露髓盖髓成功率为 92.2%。

Bogan 等提出另外一种成功率很高地治疗恒牙完全去龋露髓的方法[19]。在这份系统性回顾研究报告中，作者建议有意扩大穿髓孔，用次氯酸钠大量冲洗，控制出血，牙髓表面放置 MTA 后暂封。再次复诊时做最终修复。采用这种方法，随访观察 49 颗患牙，取得了 98% 的成功率。

4.4.2 分次去龋

第二种去龋方法是分次去龋（SW），由两次门诊完成。首次完全去除龋洞周缘表层坏死、感染及受累的牙本质，但并不去除接近牙髓的软龋，以防露髓[20]。髓壁保留少量质软、潮湿、变色的牙本质，用固位力良好的暂时充填材料暂封。牙本质上用氢氧化钙垫底，自凝玻璃离子暂时充填[17]（图 4.2）。现已有树脂改良型玻璃离子可以代替自凝玻璃离子[21]。SW 旨在允许受累牙本质再矿化及形成更多的第三期牙本质[20]。8~12 周后去暂封，完全去龋，仅保留髓壁中央黄色或灰色质硬牙本质（图 4.3）。窝洞用可以防止微渗漏的修复体最终修复[17]。一份系统回顾和一份 Mata 分析研究显示[12,13]，与完全去龋比较，SW 显著减少牙髓暴露概率（图 4.4）。

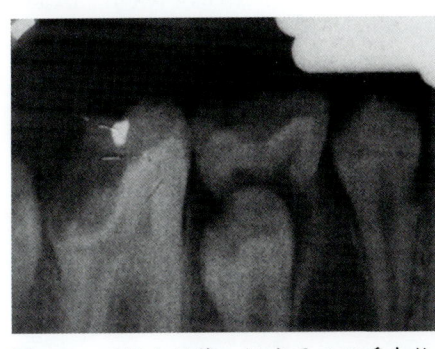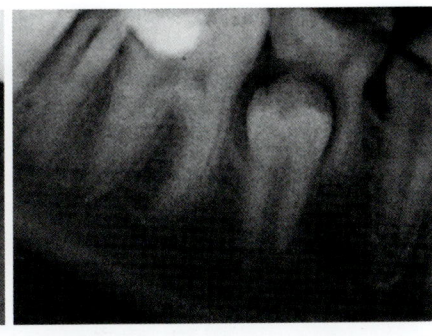

图 4.2　下颌右侧第一恒磨牙以咀嚼食物时短暂性疼痛就诊（初诊 X 线片）。这名 12 岁的患者没有其他症状和体征（左）。根尖片示分次去龋后，氢氧化钙垫底、强化氧化锌（reinforced Zinc Oxide temperary）暂封后第一次复诊（右）

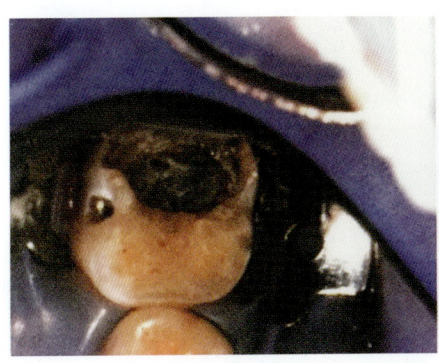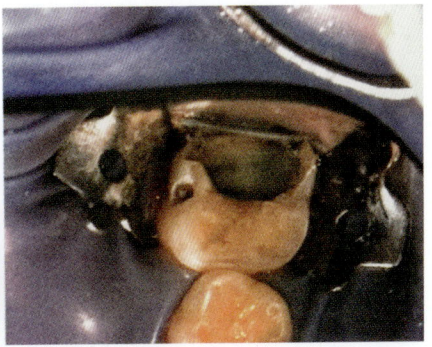

图 4.3　8 周后，同一颗下颌磨牙分次去龋，可见髓壁上质硬的深色牙本质及完全去除龋蚀后（左）。右侧照片示佩戴不锈钢冠前树脂改良型玻璃离子衬垫

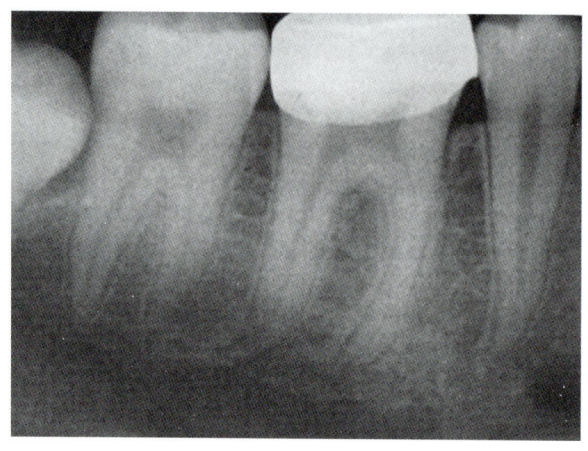

图 4.4　同一颗下颌恒磨牙分次去龋和间接牙髓治疗 48 个月后。患牙无症状，放射检查未见病理改变

4.4.3 部分（不完全）去龋

　　第三种去龋的方法称之为部分或不完全去龋，一次就诊中去除周缘龋蚀，但保留最深部位的软龋，避免露髓。然后进行间接牙髓治疗（图 4.5）。

　　部分去龋省去了 SW 中重新打开窝洞再次去龋的过程，在同一次就诊中用最终修复体封闭少量软龋[12]（图 4.6）。

　　部分去龋旨在打破受累牙本质的微生物平衡，促进牙本质再矿化，并阻止龋病进展[22]。

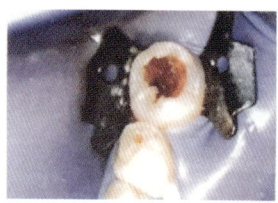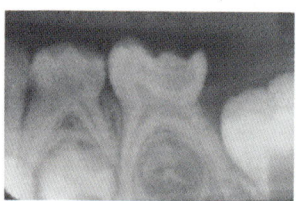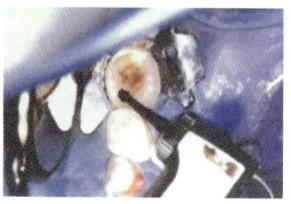

图 4.5　下颌左侧第二乳磨牙牙本质深龋术前照（左）X 线片（中）。部分去龋的照片可以见到周缘龋蚀已经去除，留下最深处的龋未动（右）。随后进行了间接牙髓治疗

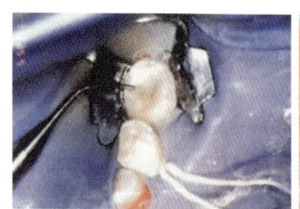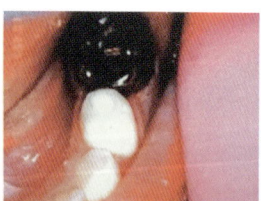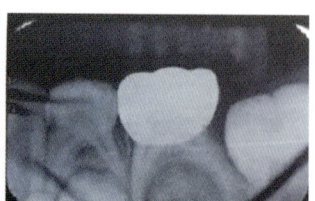

图 4.6　图 4.5 中的同一颗第二乳磨牙在一次预约诊疗中用树脂改良型玻璃离子衬垫做为 IPT 药物（左），然后玻璃离子黏结剂粘接不锈钢冠（中）。18 个月后，患牙无疼痛史，软组织正常，X 线检查无病理改变（右）

Maltz 等[23,24]发表了一份随机对照试验（RCT），比较用部分去龋和分次去龋治疗 299 颗恒磨牙在两个时间范围内的治疗效果。2 年和 3 年随访的结果显示部分去龋的成功率显著高于分次去龋（2 年后部分去龋和分次去龋成功率分别为 96% 和 91%，3 年后分别为 81% 和 61%。）。Maltz 推测了分次去龋 3 年后成功率仅 61% 的原因[24]，认为一些 SW 患者 1~2 月内未复诊做再次去龋和最终修复，这些人中成功率非常低（13%）。进行再次去龋和最终修复的 SW 治疗患者，牙髓存活率与部分去龋没有显著差异（SW 88%，部分去龋 91%）[24]。

4.4.4 不去龋

最后一种见诸报道的乳牙龋病治疗方法是不钻磨或挖除龋蚀，可以称作不去龋。用一个不锈钢冠封闭龋坏，使其停止发展[25]。这个技术称作 Hall 技术（由 Norma Hall，以一位苏格兰口腔医生命名）。推测封闭感染和受累牙本质，杜绝微渗漏能够阻止龋病发展[25,26]。已经有发表的报道比较 Hall 技术和常规治疗的成功率[27,28]。Ludwig 等[27]的回顾性研究显示用 Hall 技术佩戴的不锈钢冠在 15 个月期间，67 个中有 65 个成功。在一份观察 12 个月的随机对照试验报告中 Hall 技术冠修复明显好于常规完全去龋和复合体修复（P=0.002）[28]。Hall 技术是否适用于深龋尚不知晓。在一个为期 10 年的前瞻研究中[29]，对 X 线检查龋蚀进展不足牙本质一半的恒牙开放龋进行封闭不去龋，自凝咬合封闭剂封闭龋洞。如果咬合封闭剂完整无损，龋蚀停止 10 年。研究的目的不是提倡不去龋，而是表明如果封闭剂将龋蚀封闭完好，龋病不会发展[29]。

4.5 间接牙髓治疗

间接牙髓治疗（IPT）是保留最深层的软龋避免露髓的保髓治疗，适用于乳牙和恒牙[1]。IPT 成功基于两个条件：正确诊断牙髓活力和可以防止微渗漏的最终修复体[1,30]。正确诊断乳牙牙髓活力将在 4.6 部分详细讨论。防止微渗漏可通过即刻佩戴预成冠或黏结良好的树脂修复体取得[31, 32]。

4.5.1 间接牙髓治疗方法

正常情况下 IPT 是一次完成，但也可以按照 SW 的方法修改为两次完成。IPT 开始时是用高速涡轮手机去除表层感染牙本质[33]。首先，用 4# 或 6# 低速球钻彻底去除龋洞周缘软龋。用同样的球钻去除部分髓壁表层的软龋，留一些软龋，不暴露牙髓[33]。用挖匙继续去除髓壁的软龋，但有时挖匙能够去

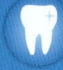

除大片的牙本质导致牙髓暴露。剩余软龋的量并不特别重要，因为牙本质再矿化与剩余软龋的量无关[34, 35]。剩余的软龋大部分是受累牙本质，看起来湿软或黑韧，但牙本质的颜色和质地对 IPT 的成功并不十分重要。如果最终修复体的生物封闭性良好，相信牙本质中残存的细菌无法生存，受累牙本质会再矿化变硬[20,34]。预成冠或黏结良好的树脂能够防止微渗漏，增加成功的可能性（图 4.7）。

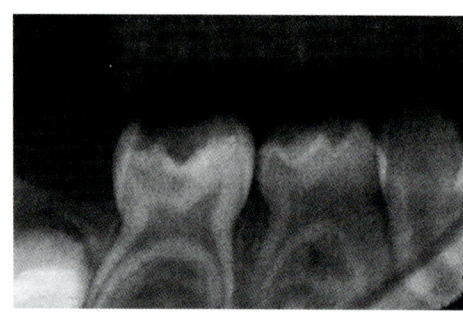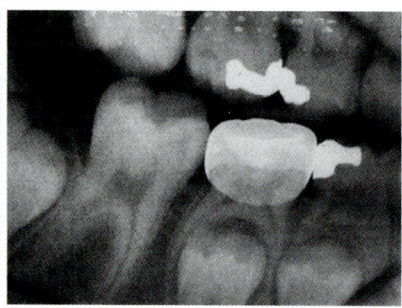

图 4.7 第二乳磨牙无软组织病理改变，但有咀嚼食物时短暂疼痛的病史（左）。进行一次性间接牙髓治疗，并佩戴预成冠，最大限度减少微渗漏。术后 5 年 X 线片无病理征象。牙齿正常脱落

4.5.2 IPT 成功相关研究

有很多 IPT 成功相关研究。一份随机对照研究调查了乳牙和恒牙部分去龋和分次去龋法 IPT 与完全去龋的治疗效果[36]。该研究包含 94 颗第二乳磨牙和 60 颗年轻第一恒磨牙，其中 50 颗采用部分去龋 IPT，49 颗用分次去龋 IPT，50 颗完全去龋。IPT 衬垫用氢氧化钙，分次法用强化氧化锌（reinforced Zinc oxide）作为氢氧化钙上方的暂封材料。乳牙用复合体修复，恒牙用树脂修复。两种 IPT 方法明显减少牙髓暴露（$P=0.08$）。一年后两组 IPT 92 颗牙中 91 颗成功（99%），与完全去龋 43 颗中 41 颗成功（95%）无统计学差别。另一份随机对照研究评价了乳磨牙 IPT 无衬垫（脱矿牙本质上直接黏结树脂）与氢氧化钙衬垫、复合树脂修复的差别[37]。31 颗牙随访 2 年显示总体成功率为 87%，两组之间无差别。第三份随机对照研究报告显示乳磨牙氢氧化钙 IPT 后 12~29 个月成功率为 94%[39]。一个更长随访观察时间（大于 3 年）的回顾性研究对比 108 颗 IPT 与 118 颗甲醛甲酚合剂牙髓切断术[39]。IPT 组用玻璃离子做衬垫。1 年后，98% IPT 成功与 95% 牙髓切断术成功，两者无统计学差别。1~2 年后，IPT 成功率显著高，3 年随访显示 IPT 成功率为 94%，而甲醛甲酚合剂牙髓切断术仅为 70%[39]。所有牙齿都在治疗当天用预成冠、银汞合金、玻璃离子或树脂修复。从这些研究与其他一些研究[2,40-41]可以看出，不论随访时间，IPT 成功率总在 80% 以上，无关乎衬垫材料及是否一次或两次完成。

一份没有发表的随机对照研究比较 IPT 与甲醛甲酚合剂牙髓切断术[42]。一年多后结果显示，26 对乳磨牙中，甲醛甲酚合剂牙髓切断术治疗的牙齿在 X 线检查中出现病理改变的比 IPT 组多（P=0.003）。该研究中所有牙齿都用预成冠修复。

4.6 正确判断牙髓状况

正确判断乳牙和年轻恒牙牙髓活力与成熟恒牙牙髓活力不同[1]（详见第 8 章年轻恒牙牙髓治疗）。除了疼痛史，牙髓活力评估包括放射检查、临床检查及其他一些辅助检查。详见第 3 章"临床牙髓诊断"。Coll[2] 提出儿童的深龋应做辅助实验确保牙髓活力诊断可靠，并推荐用临时治疗修复（ITR）作为工具。

临时治疗修复（ITR）诊断牙髓活力

Coll[2] 认为开放或闭锁的乳磨牙深龋，可能没有表现出疼痛、咀嚼食物时引起的疼痛或有可疑自发痛都是采用 ITR 诊断的对象。Coll 的回顾性研究[2] 显示出 ITR 诊断乳磨牙牙髓活力的可靠性，其中 50 颗乳磨牙用玻璃离子做 ITR1~3 月，63 颗做保髓治疗（IPT 或甲酚甲醛牙髓切断术）前未做 ITR。ITR 通常于初诊检查时进行。Coll 用挖匙或低速球钻（4~6#）部分去除表层感染的牙本质，龋洞周缘的龋蚀也没有完全去除。对于闭锁性的深龋，用球钻打开龋洞到表层感染牙本质，以便 ITR 材料充入。自凝玻璃离子充填，未用成型片。用咬合纸调整咬合（图 4.8）。

研究中[2]，接受 ITR 的患者 1~3 月后复诊。检查软组织有无瘘管或肿胀，询问家长是否出现疼痛；如果出现疼痛，是否已经停止。重新拍摄 X 线片评估患牙（图 4.9）。ITR 治疗的牙齿如果没有不可复性牙髓炎的临床和 X 线症状与体征，则诊断为活髓。采用 ITR 与未采用 ITR 的患牙牙髓正确诊断的依据是基于 IPT 或 FC 牙髓切断成功与否，平均观察时间 34.7 月。所有牙齿治疗结束后即刻佩戴预成冠。

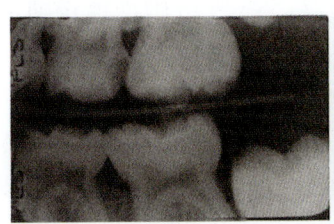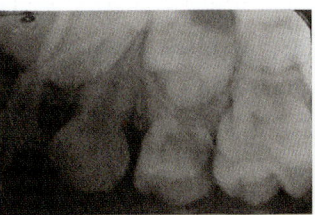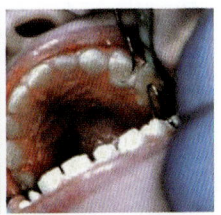

图4.8 上颌左侧第一乳磨牙远中邻面深龋，进食时疼痛，但是没有自发痛（左和中）。部分去龋以清除食物残渣和表层龋蚀为 ITR 材料提供空间，玻璃离子 ITR 充填（右）

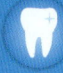
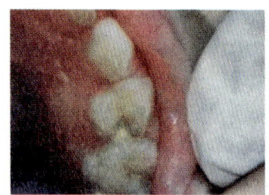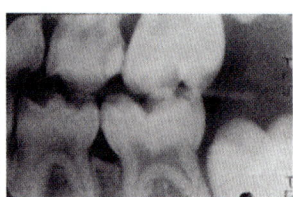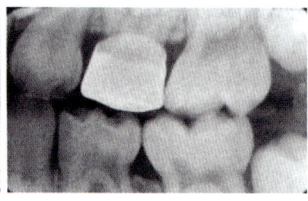

图 4.9 同一颗乳磨牙 ITR 后两月。患牙无症状，软组织正常（左）。X 线检查示龋蚀未达牙髓（中）。间接牙髓治疗，预成冠修复（右）。患牙正常脱落

34.7 月后，Coll[2] 发现 53 颗接受 ITR 的患牙中，IPT 失败 3 例颗，评价为牙髓诊断失败，其余 50 颗为诊断成功（94%）。64 颗未接受 ITR 的患牙中，14 颗失败（4 颗 IPT，10 颗 FC 牙髓切断），评价为牙髓诊断失败，其余 50 颗诊断成功（78%）。治疗前 ITR 明显改善正确诊断牙髓状况的能力（$P=0.013$）。由于每颗患牙都佩戴了预成冠，极大减少了微渗漏，因此认为牙髓治疗失败都源于牙髓诊断失误。如果复诊时患牙未出现疼痛及不可复性牙髓炎症状和体征，则 1~3 月的诊断性 ITR 可以提高保髓治疗中正确诊断的水平。ITR 诊断为不可复性牙髓炎的患牙复诊时疼痛、软组织肿胀、新拍摄的 X 线片上出现根分叉暗影，不能做保髓治疗。

4.7 IPT 髓壁垫底材料

之前引用的 IPT 研究采用各种垫底材料和（或）技术，如复合树脂直接黏结到牙本质[37]，氢氧化钙垫底[17, 38, 41]，玻璃离子垫底[2,40]，不去龋或不垫底，只用黏结剂粘接预成冠[26,27]。垫底材料或放置在髓壁上的材料对 IPT 成功非常重要吗？

有两个研究报道了垫底材料对龋蚀的影响[34,35]。Corralo 和 Maltz[35] 以蜡为对照，通过比较氢氧化钙和玻璃离子对龋坏牙本质的影响评价了垫底材料的作用。60 颗深龋恒牙经部分去龋后，分别放置各种垫底材料，暂时充填 3~4 个月。接着再次打开患牙，临床评价牙本质（色泽、质地），并分析微生物生长情况。

不论采用哪一种牙本质垫底材料，包括蜡，3~4 个月后，牙本质硬度增加，细菌数量减少，牙本质重组（reorgnization）。Kuhn 等[34] 也用玻璃离子或蜡作为恒磨牙的垫底材料进行研究，并在 60d 后分析了感染牙本质的矿物质成分，X 线检查随访 10~15 个月。该研究中髓壁不去龋，玻璃离子或蜡放置其上，牙齿用复合树脂修复。60d 后再次打开患牙，取牙本质样本。如果有蜡则去除，感染牙本质和受累牙本质原处保留，所有牙齿用复合树脂修复。系列放射检查评估未去龋蚀是否再矿化。结果显示 10~15 个月后不论垫底材料的种类及余留有感染牙本质，牙本质再矿化及矿物质增加。Kuhn 等[34] 认为，如果活髓诊断

正确，则 IPT 成功的重要因素是封闭龋蚀、防止微渗漏，而不是垫底材料的种类或采用的技术。

结 论

- 深龋完全去龋较分次去龋或部分去龋更易露髓。
- 乳牙去除深部龋蚀露髓是直接盖髓的禁忌证。恒牙深龋去龋露髓，直接盖髓成功率低。
- 乳牙和恒牙分次去龋或部分去龋 IPT 成功率高（大于 80%）。
- 初诊时深龋采用临时治疗修复（ITR）1~3 个月可以改善牙髓诊断结果和乳牙牙髓治疗成功率。
- 进行 IPT 治疗时，口腔医生不需要关注余留龋蚀的量和盖髓材料，而应关注防止微渗漏的修复。

参考文献

[1] AAPD Reference Manual. Guideline on pulp therapy for primary and immature permanent teeth. 2014-2015,36:242–250.

[2] Coll JA, Campbell A, Chalmers NI. Effects of glass ionomer temporary restorations on pulpal diagnosis and treatment outcomes in primary molars. Pediatr Dent, 2013,35:416–421.

[3] Bergenholtz G, Axelsson S, Davidson T, et al. Treatment of pulps in teeth affected by deep caries-a systematic review of the literature. Singapore Dent J, 2013,34(1): 1–12.

[4] Smith AJ, Cassidy N, Perry H, et al. Reactionary dentinogenesis. Int J Dev Biol, 1995,39:273–280.

[5] Marshall GW, et al. The dentin substrate: structure and properties related to bonding. J Dent, 1997,25:441–458.

[6] Fusayama T. Two layers of carious dentin: diagnosis and treatment. Oper Dent, 1979,4: 63–70.

[7] Bjorndal L. Dentin and pulp reactions to caries and operative treatment: biological variables affecting treatment outcome. Endod Top, 2002,2:10–23.

[8] Johnson W, Taylor BR, Berman DS. The response of deciduous dentine to caries studied by correlated light and electron microscopy. Caries Res, 1969,3:348–368.

[9] Mjör IA. Dentin-predentin complex and its permeability. Pathology and treatment. Overview. J Dent Res, 1985,64(spec issue):621–627.

[10] Edwardsson S. Bacteriology of dentin caries//Thylstrup A, Leach SA, Qvist V. Dentine and dentine reactions in the oral cavity. Oxford: IRL Press, 1987:95–102.

[11] Kidd EAM, Smith BGN, Pickard HM. Pickard's manual of operative dentistry. 7th ed. Oxford: Oxford University Press, 1998.

[12] Schwendicke F, Dörfer CE, Paris S. Incomplete caries removal: a systematic review and meta-analysis. J Dent Res, 2013,92:306–314.

[13] Ricketts D, Lamont T, Innes NPT, et al. Operative caries management in adults and children. Cochrane Database Syst Rev, 2013,3:CD003808.

[14] Elderton RJ. Clinical studies concerning re-restoration of teeth. Adv Dent Res, 1990,4:4–9.

[15] Murray PE, Smith AJ, Windsor LJ, et al. Remaining dentine thickness and human pulp responses. Int Endod J, 2003,36:33–43.

[16] Fuks AB. Pulp therapy for the primary dentition//Pinkham JR, Casamassimo PS, Fields Jr HW, et al. Pediatric dentistry: infancy through adolescence. 5th ed. St. Louis: Elsevier Saunders Co, 2013, 331–351.

[17] Bjørndal L, Reit C, Bruun G, et al. Treatment of deep caries lesions in adults: randomized clinical trials comparing stepwise vs. direct complete excavation, and direct pulp capping vs. partial pulpotomy. Eur J Oral Sci, 2010,118:290–297.

[18] Al-Hiyasat AS, Barrieshi-Nusair KM, A1-Omari MA. The radiographic outcomes of direct pulp-capping procedures performed by dental students: a retrospective study. J Am Dent Assoc, 2006, 137:1699–1705.

[19] Bogen G, Kim JS, Bakland LK. Direct pulp capping with mineral trioxide aggregate: an observational study. J Am Dent Assoc, 2008,139:305–315.

[20] Bjørndal L, Larsen T, Thylstrup A. A clinical and microbiological study of deep carious lesions during stepwise excavation using long treatment intervals. Caries Res, 1997,31: 411–417.

[21] Wambier DS, dos Santos FA, Guedes-Pinto AC, et al. Ultrastructural and microbiological analysis of the dentin layers affected by caries lesions in primary molars treated by minimal intervention. Pediatr Dent, 2007,29:228–234.

[22] Bjørndal L, Kidd E. The treatment of deep dentine caries lesions. Dent Update, 2005,32:402-404, 407–410, 413.

[23] Maltz M, Moura MS, Jardim JJ, et al. Partial caries removal in deep lesions: 19~30 months follow-up study. Rev Fac Odontol Porto Alegre, 2010,51:20–23.

[24] Maltz M, Garcia R, Jardim JJ, et al. Randomized trial of partial vs. stepwise caries removal. J Dent Res, 2012,91:1026–1031.

[25] Innes NP, Evans DJ, Stirrups DR. The Hall technique; a randomized controlled clinical trial of a novel method of managing carious primary molars in general dental practice: acceptability of the technique and outcomes at 23 months. BMC Oral Health, 2007,7:18.

[26] Innes NPT, Evans DJP, Stirrups DR. Sealing caries in primary molars; randomized control trial. 5-year results. J Dent Res, 2011,90:1405–1410.

[27] Ludwig KH, Fontana M, Vinson LA, et al. The success of stainless steel crowns placed with the Hall technique: a retrospective study. J Am Dent Assoc, 2014,145(12): 1248–1253.

[28] Santamaria RM, Innes NP, Machiulskiene V, et al. Caries management strategies for primary molars: 1-yr randomized control trial results. J Dent Res, 2014,93:1062–1069.

[29] Mertz-Fairhurst EJ, Curtis JW, Ergle JW, et al. Ultraconservative and cariostatic sealed restorations: results at year 10. J Am Dent Assoc, 1998,129:55–66.

[30] Holan G, Eidelman E, Fuks AB. Long-term evaluation of pulpotomy in primary molars using mineral trioxide aggregate or formocresol. Pediatr Dent, 2005,27:129–136.

[31] Hutcheson C, Seale NS, McWhorter A, et al. Multi-surface composite vs stainless steel crown restorations after mineral trioxide aggregate pulpotomy: a randomized controlled trial. Pediatr Dent, 2012,34(7):460–467.

[32] Guelmann M, Bookmyer KL, Villalta P, et al. Microleakage of restorative techniques for pulpotomized primary molars. J Dent Child, 2004,71:209–211.

[33] Seale NS, Coll JA. Vital pulp therapy for the primary dentition. Gen Dent, 2010,58(3): 194–200.

[34] Kuhn E, Chibinski AC, Reis A, et al. The role of glass ionomer cement on the remineralization of infected dentin: an in vivo study. Pediatr Dent, 2014,36(4):E118–E124.

[35] Corralo D, Maltz M. Clinical and ultrastructural effects of different liners/restorative materials on deep carious dentin: a randomized clinical trial. Caries Res, 2013,47:243–250.

[36] Orhan AI, Oz FT, Orhan K. Pulp exposure occurrence and outcomes after 1-or 2-visit indirect pulp therapy vs complete caries removal in primary and permanent molars. Pediatr Dent, 2010, 32:347–355.

[37] Casagrande L, Bento LW, Rerin SO, et al. In vivo outcomes of indirect pulp treatment using a self-etching primer versus calcium hydroxide over the demineralized dentin in primary molars. J Clin Pediatr Dent, 2008,33:131–135.

[38] Trairatvorakul C, Sastararuji T. Indirect pulp treatment vs antibiotic sterilization of deep caries in mandibular primary molars. Int J Paediatr Dent, 2014,24:23–31.

[39] Vij R, Coll JA, Shelton P, et al. Caries control and other variables associated with success of primary molar vital pulp therapy. Pediatr Dent, 2004,26:214–220.

[40] Farooq NS, Coll JA, Kuwabara A, et al. Success rates of formocresol pulpotomy and indirect pulp therapy in the treatment of deep dentinal caries in primary teeth. Pediatr Dent, 2000,22:278–286.

[41] A1-Zayer MA, Straffon LH, Feigal RJ, et al. Indirect pulp treatment of primary posterior teeth: a retrospective study. Pediatr Dent, 2003,25:29–36.

[42] Roberts J. Indirect pulp treatment vs. Formocresol pulpotomy in human primary molars: a randomized controlled trial. A thesis. The Texas A&M University System Health Science Center. 2009[2015-08-05].http://pqdtopen.proquest.

（郭青玉　译）

■ 第 5 章

牙髓切断术：传统牙髓切断术和部分牙髓切断术

Kaaren G. Vargas, Anna B. Fuks, Benjamin Peretz

5.1 引　言

保存乳牙的形态和功能至正常脱落是儿童口腔医学的基本目标。这不仅有利于正常发音、生长发育及树立自信，而且是保存牙弓长度，避免诸如间隙丧失和恒牙阻萌等继发问题发生的最好方法。

对于无明显临床症状的近髓深龋，冠髓切断术是最常见的保存牙齿的方法。牙髓切断术的目标是去除冠方受累牙髓组织，而未受累根髓组织可以正常行使功能，直至牙齿自然脱落。

最早用于保存受累乳牙牙髓的药物试图使剩余牙髓干尸化。随着时间的推

K.G. Vargas, DDS, PhD
Private Practice Iowa USA, 1738 Lininger Ln, North Liberty, IA 52317, USA
e-mail: kvargas@corridorkidsdentistry.com

A.B. Fuks, DDS
Department of Pediatric Dentistry, Hebrew University, Hadassah School of Dental Medicine,
12272, Jerusalem, Israel
e-mail: fuks@mail.huji.ac.il

B. Peretz, DMD
Department of Pediatric Dentistry, The Maurice and Cabriela Goldschleger School
of Dental Medicine, Tel Aviv, Israel
e-mail: bperetz@post.tau.ac.il

移和持续研究，新的药物经过体内、外实验，结果与干髓术不同。这些新的方法根据治疗目的采用不同药物对牙髓切断技术进行分类。

在现今的保存口腔医学界，如果没有采用不侵犯或尽量少侵犯髓腔的治疗技术 [比如间接牙髓治疗（IPT）和只去除感染组织的部分牙髓切断术等] 来保存完整牙髓活力，以达到治愈患牙的目标，就意味着医生没有尽到责任。

因此，本章节将列举讨论临床和实验室应用最多的牙髓切断药物及其各自的临床使用技术。此外，还将在本章的病例选择和诊断中详尽描述一些更为保守的方法。

5.2 选择治疗方法前诊断与评估的重要性

对于深龋或近髓龋坏，常规口腔治疗遵循完全去除龋坏牙体组织和预防性扩展的 G.V.Black 法则。Black 说：“应该用挖匙去净更深层的软龋，在任何情况下，都不应该残留龋蚀和软化的牙体组织，宁可去净龋坏后牙髓暴露，也不应该残留软化牙本质”[1]。

在 20 世纪后期，保守治疗或微创牙科已经彻底改变了去龋的理念以及乳、恒牙龋病的临床诊断思路[2]。对于乳磨牙或乳切牙的深龋，去除感染牙本质是当前临床医生所接受的方式。去龋后露出的“粉红色”穿髓点，目前有多种方法可供选择，用以保存牙髓活力与完整性，其中牙髓切断术是最常用的一种方法。

目前提倡对无明显临床病状的深龋近髓患牙使用间接牙髓治疗。当去净窝洞洞缘及侧壁龋坏组织，在不露髓的情况下尽可能多的去除髓壁腐质，有意识地保留洞底近髓部分龋坏牙本质。报道称在正确诊断的条件下，运用间接牙髓治疗成功率超过 90%[3,4]。

本书的第 3、4 章已对间接或直接牙髓治疗的诊断与方法进行了深入介绍。在此提及是由于牙体修复和牙髓治疗领域变化之大，及这些变化对乳牙牙髓治疗方案选择的影响程度。在努力保留乳牙直至其自然脱落的过程中，充分识别牙髓 – 牙本质复合体是否受累对做出正确的治疗方案是很有必要的。虽然本章主要致力于牙髓切断术，但却要在间接牙髓治疗与牙髓摘除之间做出选择，因为若未累及牙髓就没必要进行牙髓治疗，若牙髓已经受累或感染，则行牙髓摘除术比牙髓切断术更好。

5.3 乳牙牙髓切断术

市面上有很多牙髓切断药物可用于保持乳牙根髓活力，旨在保存牙弓上的

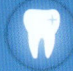

乳磨牙。然而从本质上讲，药物放置前牙髓切断术式是相同的：

1. 用本书第 3、4 章中讲述的标准选择接受牙髓治疗的患牙。简言之，患牙无自发性疼痛、无牙龈脓肿或松动、放射检查无牙根内、外吸收及根分叉暗影。

2. 选择合适的麻醉技术，最好用橡皮障隔离患牙以免唾液中的细菌污染髓腔。（图 5.1）

3. 进入髓腔前去除所有龋坏组织。

4. 完全去除龋坏组织后，在大量水雾下用 330# 金刚砂球钻暴露髓腔。（图 5.2）

5. 用低速手机上的球钻去除冠髓，小棉球止血不超过 5min（图 5.3）。如

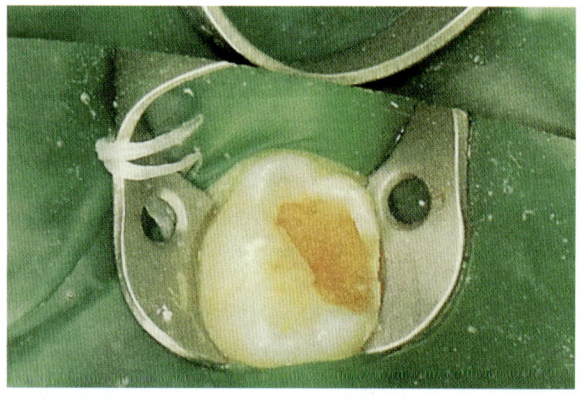

图 5.1　去龋前用橡皮障隔离患牙

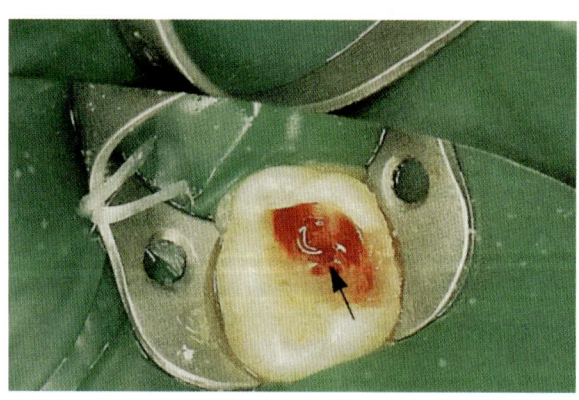

图 5.2　揭髓顶前暴露的牙髓

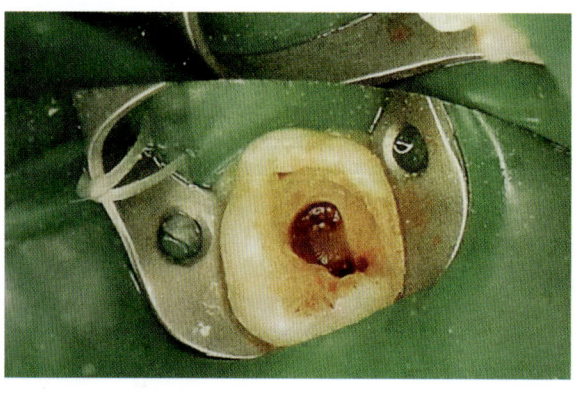

图 5.3　止血后根管口的生活牙髓

果仍不能止血，说明牙髓组织炎症充血，不适用牙髓切断术。在这种情况下，就需要选择其他的治疗方式（牙髓摘除术甚或拔除）。

6. 如果能够止血，选定的材料放置于牙髓断面，充填窝洞恢复牙体形态。

5.4 牙髓切断药物

理想的牙髓切断药物应该具有抗菌性、操作简单、对剩余牙髓组织及周围组织无害、不会干扰乳牙牙根的生理性吸收，并且价格相对便宜[5]。毋庸置疑，理想的盖髓材料尚未发现，牙体牙髓病学和儿童口腔医学还需要持续地进行研究，期望发现这种药物。

自从 20 世纪早期 Buckley 首先介绍了甲醛甲酚合剂（FC），人们就开始不断寻找理想的牙髓切断用药[6]。多年以来，许多药物涌现出来作为牙髓切断的备选药物。根据它们对剩余根髓的作用分为三类。

5.5 保髓治疗的分类

类型	其他名称
牙髓失活	干尸化；烧灼
保存	极少失活；非诱导的
再生	诱导的；修复的

每种方法有重大影响的研究总结在下表中，修改自 Ranly，1994 年[7]。

时间	牙髓失活	保存	再生
1930	采用甲醛甲酚合剂，多次就诊[9]		
1938			乳牙氢氧化钙牙髓切断术（Teuscher, Zander, 1938）
1962	2 次就诊 FC 牙髓切断术用于人类[8]		
1965	5 min FC 牙髓切断术用于动物（Spedding, 1965）		
1966	人类（Redig, 1966）		
1970	稀释 FC；动物（Straffon 和 Han 1970 年）		评价氢氧化钙用于人类[40]
1971	[12]	评价氧化锌用于人类（Magnusson 1971 年）Ledermix 用于人类（Hansen 等 1971 年）	

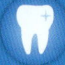

续表

时间	牙髓失活	保存	再生
1975	稀释 FC；人类（Morawa 1975 年）	提出将戊二醛用于根管治疗（s-Gravenmande 1975 年）	
1978	FC 的系统分布；动物[15]	提出将戊二醛用于牙髓切断（Ranly，Lazzari，1978）	
1980		提出 GA 用于人类（Kopel，1980）	
1981	稀释 FC（omission from 氧化锌）；动物（Garcia-Godoy 1981 年）		
1983	系统作用；动物（Myers 等，1983）电外科牙髓切断术；动物（Ruemping 等，1983）		
1984			富含胶原（Fuks，1984）硬固（Heilig，1984）
1985	激光；动物（Shoji 等，1985）		
1988			冻干骨粉（Fadavi 等，1988）
1989			脱矿牙本质（Nakashima，1989）
1991		硫酸亚铁；人类（Fei 1991 年）	骨形成蛋白；动物（Nakashima，1991）
1993	电外科牙髓切断，人类（Mack，1993）		成骨蛋白（Rutherford，1993）
1996	氩激光；动物（Wilkerson，1996）		MTA；动物（Ford 等，1996）
2001			MTA；人类（Eidelman 等，2001）
2002		次氯酸钠；动物（Hafez 等，2002）	
2006		次氯酸钠；人类[31]	

数十年来研究者检验了大量的、不同程度成功的盖髓材料。本章着重介绍每种材料中最常用、研究最多及最成功的代表。

5.6 牙髓失活

韦氏词典将"失活"定义为夺去生命力或活力特征、使无生命力，使衰弱

（merriem-webster.com/dictionary/dcvitalize）。采用这类药物的目的是使剩余的牙髓组织干尸化，代表性的有甲醛甲酚、激光及电外科。本书将讨论应用最为广泛的甲醛甲酚合剂。

甲醛甲酚

1904 年，Buckley 首次介绍用等量甲醛和甲酚组成的合剂治疗没有活力的恒牙[6,8]。然而，直到 1930 年才有将甲醛甲酚合剂用作无活力乳牙牙髓切断药物的报道，其配方为用甘油或水做溶剂，含 19% 的甲醛与 35% 的甲酚[7,9]。

曾有学者提出采用 4 次就诊多步骤的治疗，使根部牙髓组织完全干尸化，从而消除牙根内吸收的可能性[7]。Emmerson 等学者通过显微分析发现甲醛甲酚大部分的有益效果出现在用药初始 5min；并且，他们还发现延长用药时间会引起牙髓钙化变性[10]。因此，Redigin 在 1968 年将最早的 4 次就诊技术修改为现今广为接受的 1 次就诊，用药 5min 的治疗方法[11]。

虽然这种用药方法节约了时间，但是有人提出只有部分牙髓活力的牙髓组织易形成脓肿和（或）牙根内吸收[11]。1971 年，Loos 和 Han 评价了不同浓度甲醛甲酚液的效果，发现 1∶5 甲醛甲酚稀释液的效果与全浓度的相同[12]。

Rolling 和 Lambjerg 从组织结构上研究了运用甲醛甲酚牙髓切断术治疗成功的患牙，观察到毗邻切断部位的根髓组织发生了严重的炎症反应，大部分剩余根髓组织无明显的固定迹象，其中可见部分坏死组织[13]。从这一系列的研究结果中，作者得出结论：在有限的时间内，甲醛甲酚牙髓切断术可作为一种保存受累乳牙功能的手段。甲醛甲酚依然是评判其他牙髓切断药物的基准。

自 1930 年以来学者进行了大量的研究，成功率为 55%~95%[7]。成功率的变化基于研究类型、成功标准及随访时间的不同。

多年以来，甲醛甲酚已经被贴上诱变剂、有毒和致癌物的标签[14-16]。然而，几乎没有证据表明甲醛甲酚确实存在上述任一危害[17]。不管怎样，甲醛甲酚作为牙髓切断药物运用的比以前少了。除此之外，2004 年 6 月国际癌症研究机构将甲醛归为人类致癌物[50]。遵照这个新分类，评价新药物以代替长期使用的甲醛甲酚的需求变得更为迫切。

甲醛甲酚牙髓切断术

1. 一旦去除髓室中的牙髓组织，控制了出血，就将小棉球浸入 1∶5 稀释的 Buckley 甲醛甲酚原液，挤出多余的液体，保证小棉球潮湿即可（图 5.4）。
2. 将潮湿的小棉球置于髓室 5min（图 5.5）。
3. 取出小棉球，根管口看起来类似 "黑眼睛"，无出血。随后髓室内填入稠的氧化锌丁香油糊剂（ZOE）或临时性修复材料（IRM）（图5.6），然后根据剩余牙体组织的结构选择合适材料恢复牙齿形态。

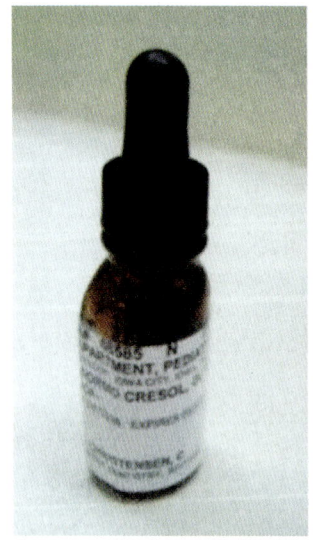
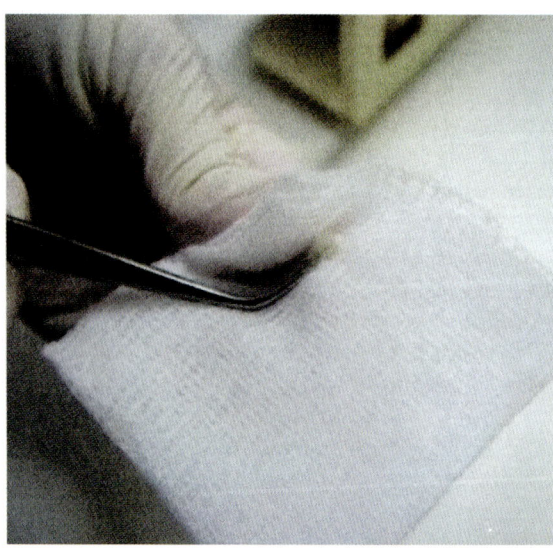

图 5.4　挤出多余的甲醛甲酚液（右图）

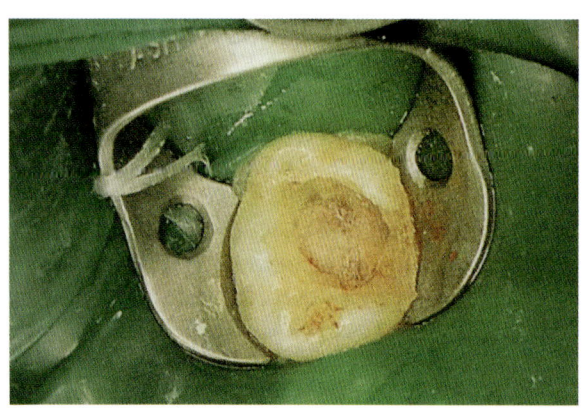

图 5.5　小棉球置于髓室内

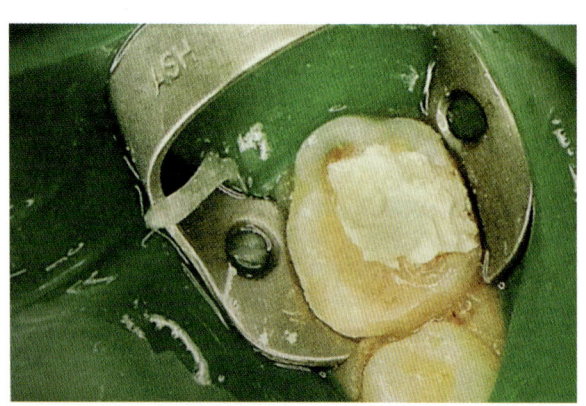

图 5.6　IRM 充填髓室

5.7 牙髓保存

顾名思义，保存的意思是避免损伤、危险、伤害；保护。因此，采用这一部分药物的目标是微创组织以保存根髓的活力 [7]。这类材料的代表戊二醛、硫酸亚铁和次氯酸钠（NaOCl）。

5.7.1 戊二醛

戊二醛是一种无色油状液体，用作水处理系统的抗菌剂、化妆品中的防腐剂以及医疗保健工业中的冷杀菌材料（http://www.cdc.gov/niosh/topics/glutaraldehyde/）。

戊二醛含双醛，固定作用比甲醛甲酚好，作用自限，低抗原性，低毒性，并且无甲醛。戊二醛在低 pH 时没有杀菌能力，因此起效前应碱化 pH 至 7.5~8.5。pH 升高使得戊二醛变的不稳定，保存期仅 14d 左右 [18]。其他配方可使本产品的保质期延长 1~2 周 [18]。

s-Gravenmade[19]1975 年提出以戊二醛代替甲醛甲酚用于牙髓治疗，他观察到与甲醛甲酚不同，戊二醛不会向侧方和根尖扩散至整个根长，故而成为更为安全的甲醛甲酚替代品。

1980 年，Kopel 等学者将戊二醛引入乳牙牙髓切断术，期望找到比甲醛甲酚毒性低、作用自限，可以防止根髓腐败的材料 [20]。作者用 2% 的戊二醛液处理牙髓切断面，然后将一滴戊二醛调入氧化锌丁香油糊剂，并充填髓室。Garcia-Godoy 等也采用 2% 的配方得到相似的结果 [21]。两个研究的临床和组织学观察增进了戊二醛代替甲醛甲酚作为乳牙牙髓切断用药的可行性。Fuks 等的研究结果却不那么有希望，或许会延缓戊二醛所带来的影响 [22, 23]。

从组织学上看，较高浓度的戊二醛固定作用更好，需要的时间比甲醛甲酚长，并且渗透至表层下更少，导致组织坏死区域和肉芽组织形成更少 [24]。Lloyd 等学者研究了不同浓度戊二醛经过不同暴露时间对灵长类的效果，结果发现戊二醛的作用与浓度和暴露的时间成反比。戊二醛浓度越低，需要与剩余根髓组织接触的时间越长，方能达到预期效果。他们的研究结果表明：随着时间的推移，2% 的戊二醛作用 10min 效果最佳 [25]。

几个针对人类的研究表明戊二醛乳牙牙髓切断术的成功率为 82%~95%[7]，但是，也许是由于戊二醛的不稳定性与保存期较短，使其没有像其他同类材料那样被广泛使用。

戊二醛牙髓切断术

戊二醛牙髓切断术中除了不挤出小棉球中的液体，其余操作同甲醛甲酚牙

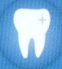

髓切断术。研究表明戊二醛牙髓切断术成功率的不同与覆盖在牙髓断面上棉球的湿润度密切相关[25]。目前推荐将小棉球浸泡在戊二醛溶液中，用时蘸饱。

5.7.2 硫酸亚铁

硫酸亚铁是胶状制剂，其中的铁离子、硫离子及其溶液的低 pH 遇血反应产生止血效果[26]。据悉这种胶状物所取得的凝血可以减少血凝块分解的可能性及随后的炎症反应[27]。

有研究显示灵长类动物行牙髓切断时，在用氢氧化钙前用硫酸亚铁处理的治疗效果优于单独使用氢氧化钙[28]。同样，Fei 等在一个为期 12 个月的临床试验中，比较了硫酸亚铁与甲醛甲酚的效果，结果发现硫酸亚铁比甲醛甲酚更成功[29]。从那时起，涌现了大量将硫酸亚铁与很多药物（包括甲醛甲酚）进行效果对比的研究，结果各不相同。

Fuks 等的组织学研究显示硫酸亚铁与甲醛甲酚相似，都没有促进剩余牙髓组织恢复的作用，牙髓组织内有不同程度的慢性炎症[26]。

应用硫酸亚铁争议最多的是 X 线片上表现出明显的牙根内吸收（图 5.7），常导致牙齿早失[30]。如何给保留牙齿至关重要的幼小儿童进行牙髓切断术，这是一个棘手问题。然而，应用硫酸亚铁所取得的良好效果和使用简便的 15.5% 硫酸亚铁溶液推动此项技术成为甲醛甲酚最受欢迎的替代品之一。

与硫酸亚铁溶液有关的牙根内吸收

硫酸业铁牙髓切断术

1. 开髓后，去除冠髓，棉球粗略止血。

2. 将 15.5% 的硫酸亚铁溶液置于牙髓断面直至完全止血。注意硫酸亚铁处理过的牙髓断面呈现特殊的暗黑色（图 5.8）。

3. 将黏稠的氧化锌丁香油糊剂或 IRM 放入髓室，最后修复牙齿（图 5.9）

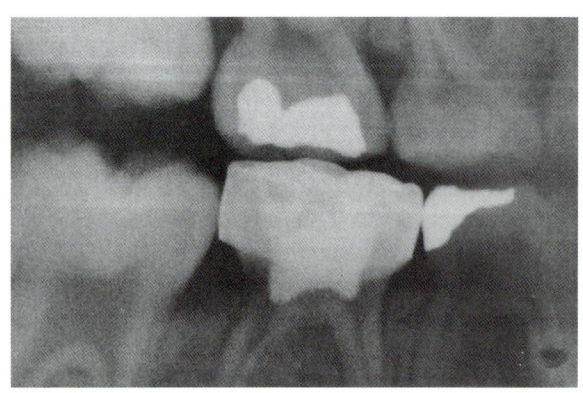

图 5.7　85（T）牙行硫酸亚铁牙髓切断术后 6 个月出现牙根内吸收[31]

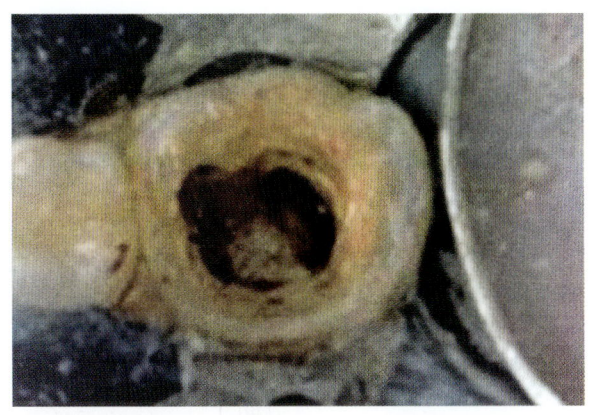

图 5.8　硫酸亚铁溶液处理过的牙髓断面呈暗黑色。

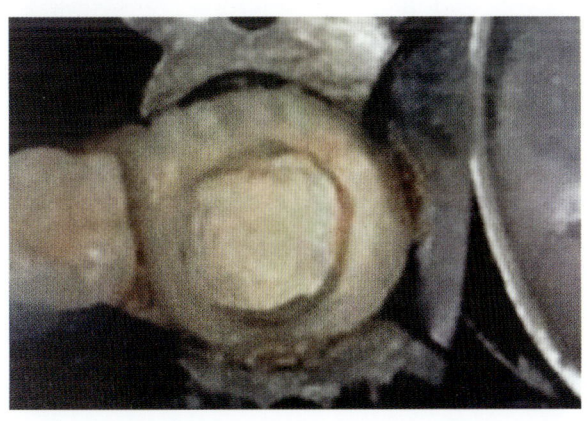

图 5.9　髓室内放置 IRM

5.7.3 次氯酸钠

自 1920 以来次氯酸钠就作为恒牙根管冲洗剂，结果表明它是一种很好的抗菌剂，并且对牙髓组织没有明显的刺激[31]。

Rosenfeld 等的实验结果显示：将 5% 的次氯酸钠置于未经处理的活髓组织上，药物仅作用于表面，深部牙髓组织极少受到影响[32]。Hafez 等报道成年猴牙齿牙髓切断后用 3% 的次氯酸钠控制出血，牙髓组织无明显炎症反应[33,34]。Accorinte 等评价了硫酸亚铁、次氯酸钠和氢氧化钙 [$Ca(OH)_2$] 用于人前磨牙牙髓切断术，并以盐水作为止血剂，复合树脂黏结修复。他们的结果显示硫酸亚铁组中 60% 的患者有患牙冷敏感，组织学分析牙髓组织有强烈的炎症反应。相反的，次氯酸钠组与氢氧化钙组的患者没有疼痛或敏感，组织学观察两组牙髓组织的慢性炎症反应相当[35]。

Vargas 等进行了一个随机化临床实验（RCT）比较次氯酸钠与硫酸亚铁，发现在 12 个月的观察期内次氯酸钠组的成功率为 90%，而硫酸亚铁组为 74%[31]。之后又有其他 3 个 RCTs 评价 3%~5% 次氯酸钠溶液的效果，结果与甲醛甲酚和硫酸亚铁相当[35-38]。

组织学观察，次氯酸钠与牙髓组织的相容性较好，只对活髓组织的表层有影响[32]。

次氯酸钠牙髓切断术

1. 开髓，去除冠髓组织，小棉球止血。
2. 3% 或 5% 的次氯酸钠浸湿小棉球，置于牙髓组织断面 30s。
3. 去除小棉球，冲洗髓室确保没有血凝块存在。
4. ZOE 或 IRM 充填髓室，恢复牙体形态。

5.8 再　生

从定义上讲，再生就是复原或重新开始，即重生。因此，顾名思义，这一部分的牙髓切断用药应该可以保存剩余根髓活性并且隔绝充填和垫底材料的潜在毒性。

本节的牙髓切断药物能够诱导形成修复性牙本质，其应用基于坚实的生物学原理。代表药物有氢氧化钙和三氧化矿物质聚合体（MTA）。

5.8.1 氢氧化钙

1930 年，Zander 第一次报道氢氧化钙 [Ca（OH）$_2$]，认为可以通过调整可溶性 Ca^{2+}、PO_4^{2-} 的生成以形成盐沉积于有机基质中达到预期效果[39]。然而，氢氧化钙的高 pH 极容易引发修复性牙本质的大量形成，又可导致炎症反应[7]。

刚开始时氢氧化钙牙髓切断失败率很高；Doyle 等发现：随访 18 个月，与甲醛甲酚比较，氢氧化钙牙髓切断的影像学失败率为 64%[8]。研究结果显示氢氧化钙牙髓切断术的成功率为 31%~100%，其中大多数失败的原因主要归咎于牙根内吸收[40-42]。

氢氧化钙作为乳牙牙髓切断药物落败的结果可能是由于牙髓已经存在的慢性炎症。慢性炎症反应或血凝块的存在可能抑制氢氧化钙对剩余牙髓组织的有利作用，从而影响治疗效果[43]。也有报道推测氢氧化钙的高 pH 可能损伤剩余牙髓组织，导致大量的炎症反应[18]。不论是什么原因，氢氧化钙牙髓切断术较低的成功率确实限制了其作为乳牙牙髓切断药物的运用。

氢氧化钙牙髓切断术

1. 与所有的牙髓切断术一样，揭髓顶，去冠髓，干燥或湿润的小棉球止血（图5.10）；

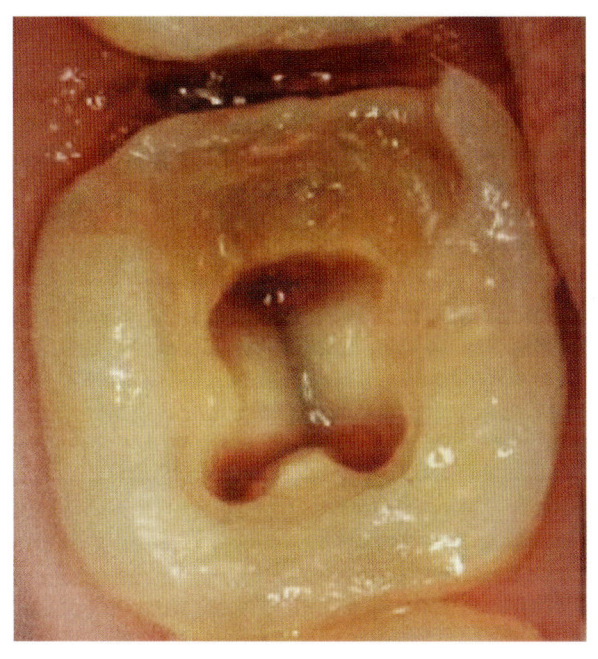

图 5.10　干燥的小棉球止血

2. 一旦止血，氢氧化钙糊剂放入髓室；

3. 氢氧化钙糊剂上放置氧化锌糊剂或 IRM，修复牙体缺损。

5.8.2 MTA

MTA 自 1993 年引入口腔医学，就迅速占领了牙体牙髓病学领域。

MTA 呈粉末状，由很细的、可以在潮湿环境凝固的亲水颗粒组成。MTA 是精炼的波特兰水泥和三氧化二铋的混合物。包含硅酸三钙、硅酸二钙、铝酸三钙及铝铁酸四钙。有报道称还包含少量的其他氧化矿化物，比如氧化硅（SiO_2）、氧化钙（CaO_2）、氧化镁（MgO）、硫酸钾（K_2SO_4）和硫酸钠（Na_2SO_4），这些元素的加入可以修饰 MTA 的化学与物理特性[44,45]。MTA 凝固后 pH 可达 12.5，主要是因为 MTA 与水反应生成的产物是氢氧化钙[46]。

紧随其后，1993 年 Torabinejad 等将 MTA 作为根尖封闭材料。Eidelman 等的研究结果显示经过 17 个月的随访观察 MTA 作为活髓切断药物成功率为 100%[47]。自那时起，儿童口腔杂志刊登大量的与牙髓治疗和 MTA 相关的文章。所有这些研究无一例外的成功，几乎没有副作用，或许 MTA 是数十年来最令人激动的牙髓治疗新材料。

MTA 的缺点之一是含铁而使牙齿变为黑灰色。近年来期望可以减少或消除牙齿变色问题的白色 MTA 已经面市。结果还稍次于灰色 MTA，变色问题依然存在。另一个儿童口腔领域必须克服的问题是 MTA 昂贵的价格问题。

在乳牙中，MTA 主要用于直接盖髓与牙髓切断。MTA 主要的有利之处在于

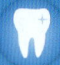

其良好的组织相容性，杀菌效果（高 pH，12.5）和刺激牙骨质样组织形成，成骨细胞黏附及骨组织再生（见第 2 章）。更进一步，MTA 良好的封闭、矿化、牙本质形成和骨质形成的潜能使它成为大量临床应用的首选[48]。MTA 的成功率为 66%~100%，治疗效果与甲醛甲酚、硫酸亚铁或次氯酸钠没有太大的差别[18]。

MTA 牙髓切断术

1. 开髓，去除冠髓组织，棉球止血。
2. 3∶1 混合 MTA 与灭菌盐水成膏装，放置于髓底（图 5.11 和图 5.12）。
3. 氧化锌糊剂或 IRM 放置于 MTA 上，修复牙体缺损。

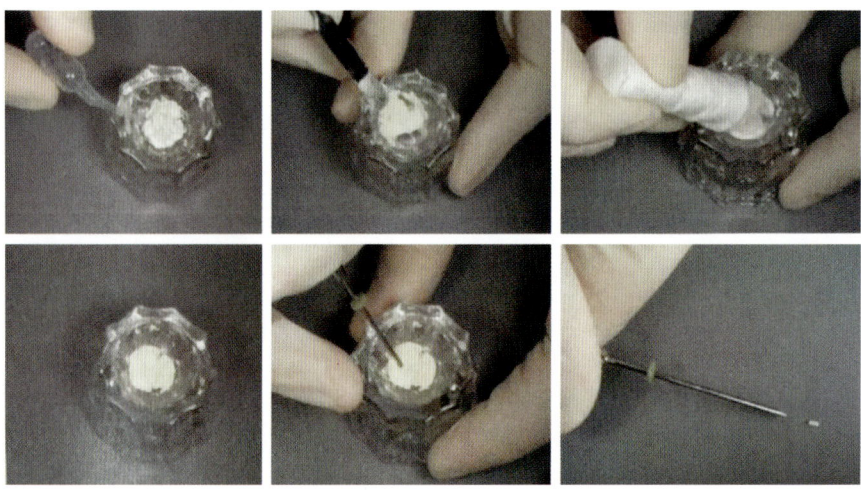

图 5.11　从上图左：MTA 与水混合，调拌至放入髓室的膏状

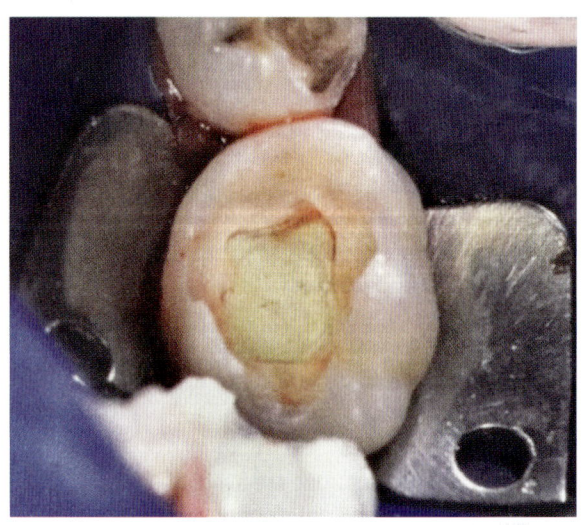

图 5.12　放置于的髓室 MTA

5.9 牙外伤或非龋相关性吸收后的部分牙髓切断术

由于牙周支持组织具有弹性，乳切牙外伤后常表现为脱位性损伤。然而，也有一些病例出现冠折，伴或不伴牙髓暴露[54]。与因龋露髓不同，外伤乳牙的牙髓是健康的，因为露髓是外伤引起的，而不是由于细菌污染引起的脱矿。

对于牙髓暴露的乳牙冠折有数种治疗方法可供选择，包括牙髓切断术、根管治疗或者拔除。牙髓组织的活力与就诊时间的长短决定治疗方法。若牙髓组织有活力，则建议行冠髓切断术[53]。Cvek 主张采用部分牙髓切断术，即切除 1~2mm 邻近穿髓孔的牙髓组织，结果是去除感染的牙髓组织，再用氢氧化钙覆盖健康的牙髓组织断面[51,52]。MTA 可以代替氢氧化钙，但必须谨慎使用，因为颈缘区域染色是一个美学问题。

假如乳牙外伤致牙髓暴露或自发性内吸收（图 5.13 和 5.14），部分牙髓切断术也许值得考虑。多年来，采用氢氧化钙部分牙髓切除术治疗因龋导致的乳

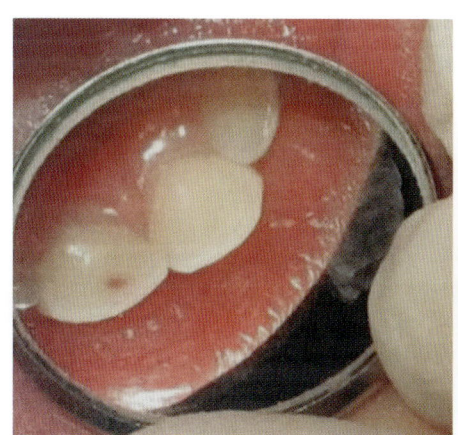
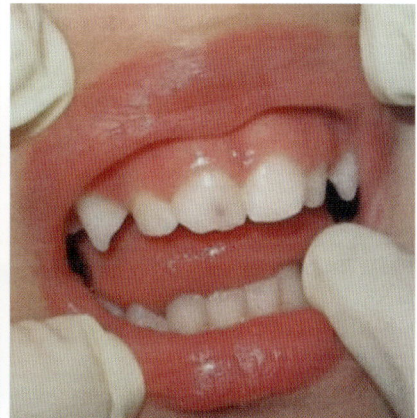

图 5.13　自发性内吸收的腭面观（左）与唇面观（右），牙髓未暴露

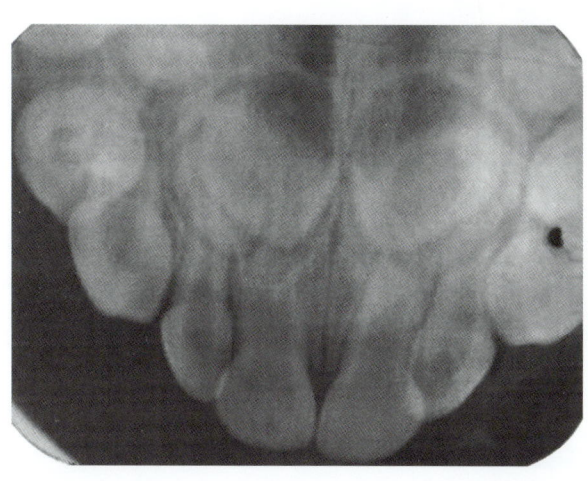

图 5.14　"粉红牙齿"的影像学检查显示牙冠近切缘处的透射影，像裂纹几乎到达牙髓

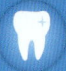

牙牙髓暴露几乎不成功，不提倡这种技术。有证据表明氢氧化钙对炎症牙髓无益[54]。然而，在"无菌"情况下，部分牙髓切断术可能是值得考虑的一种可行的治疗方法[55]。作者建议给根尖孔开放、根管壁薄弱的年轻乳牙行部分牙髓切断术以使保存牙髓活力（图 5.15）。

Petel 和 Fuks（私人交流）报道用部分牙髓切断术治疗自发性内吸收问题[56]。

5.10 小 结

本章回顾了自 1900 年早期用作牙髓切断的药物，新环境下对老技术的选择性思考和修改。

最近一份牙髓切断用药的 Cochrane 文献回顾显示，尽管 MTA 和硫酸亚铁的效果有相对较好的趋势，但是没有一种药物效果明显优于其他产品[49]。

牙髓切断术的成功率达不到 100% 的原因可能是病例的选择不够充分。如果牙髓组织的确未受累或受累极少，那么就不应该出现牙髓治疗失败的情况。临床医生应该牢记出血状况可能是，也可能不是反映牙髓状况的最客观的指标。如果龋坏引起牙髓组织暴露，医生可以认为根髓组织已经受到不利影响。治疗方案不得不选择牙髓摘除术而不是活髓切断术，因为根髓可能已经开始变性；或者选择预后欠佳的牙髓切断术。

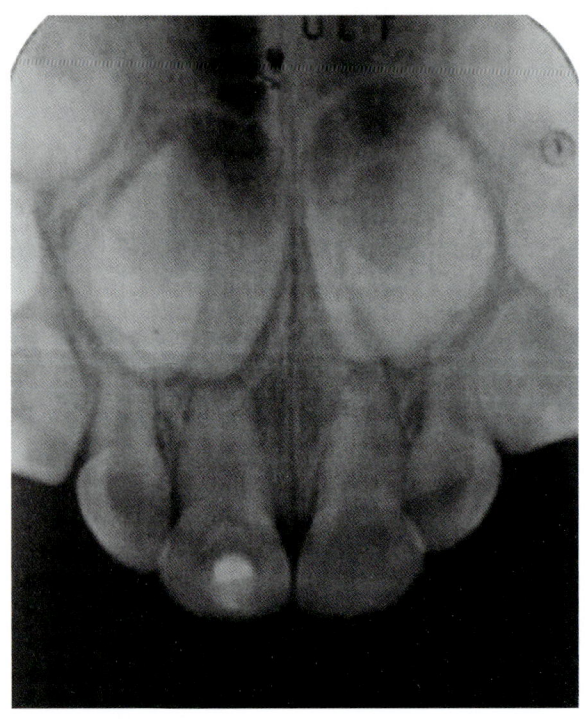

图 5.15 术后 2 年结果，X 线检查可见牙髓切断区下方的牙本质桥和活髓

因此，临床上，医生决定治疗方案前应考虑许多因素，这些因素主要包括：

1. 牙髓的状态。
2. 龋蚀的范围。
3. 就诊时患者的年龄。
4. 治疗的目标。
5. 治疗的费用。

如果患儿年幼，并且龋坏露髓，应当选择牙髓摘除术。相反，年龄较大的患儿有同样的龋蚀露髓，乳牙不需要长期维持，采用我们所讨论的任何一种药物进行牙髓切断就足够了。

没有症状的龋齿，放射检查龋蚀接近但却没有与髓腔重叠，或者龋蚀与髓腔之间有清晰的屏障，无论患儿的年龄，建议行间接牙髓治疗。

无论运用何种材料和技术，在制订牙髓治疗方案前明确诊断是治疗成功的关键。

参考文献

[1] Bjorndal L. The caries process and its effect on the pulp: the science is changing and so is our understanding. Pediatr Dent, 2008,30:192–196.

[2] Mount GJ. A new paradigm for operative dentistry. Aust Dent J, 2007,52:264–270; quiz 342.

[3] Vij R, Coll JA, Shelton P, et al. Caries control and other variables associated with success of primary molar vital pulp therapy. Pediatr Dent, 2004,26(3):214–220.

[4] A1-Zayer MA, Straffon LH, Feigal RJ, et al. Indirect pulp treatment of primary posterior teeth: a retrospective study. Pediatr Dent, 2003,25(1):29–36.

[5] Fuks AB, Kupietzki A, Guelmann M. Pulp therapy for the primary dentition//infancy through adolescence//Casamassimo PS, Fields Jr HW, McTigue DJ, et al. Pediatric dentistry: infancy through adolescence. 5th ed. St. Louis: Elsevier Saunders, 2015,333–351.

[6] Buckley JP. The chemistry of pulp decomposition with a rational treatment for this Condition and its sequelae. Am Dent J, 1904,3:764–771.

[7] Ranly DM. Pulpotomy therapy in primary teeth: new modalities for old rationales. Pediat Dent, 1994,16:403–409.

[8] Doyle WA, McDonald RE, Mitchell DF. Formocresol versus calcium hydroxide in pulpotomy. ASDC J Dent Child, 1962,29:86–97.

[9] Sweet Jr CA. Procedure for treatment of exposed and pulpless deciduous teeth. J Am Dent Assoc, 1930, 17:1150–1153.

[10] Emmerson CC, Miyamoto O, Sweet Sr CA, et al. Pulpal changes following formocresol

applications on rat molars and human primary teeth. J Cal Dent Assoc, 1959,27:309–323.

[11] Redig DF. A comparison and evaluation of two formocresol pulpotomy technics utilizing "Buckley's" formocresol. J Dent Child, 1968,35(1):22–30.

[12] Loos PJ, Han SS. An enzyme histochemical study of the effect of various concentrations of formocresol on connective tissues. Oral Surg Oral Med Oral Path, 1971,31 (4):571–585.

[13] Rolling I, Lambjerg-Hansen H. Pulp condition of successfully formocresol-treated primary molars. Scand J Dent Res, 1978,86(4):267–272.

[14] Ranly DM. Assessment of the systemic distribution and toxicity of formaldehyde following pulpotomy treatment: part one. J Dent Child, 1985,52:4331–4334.

[15] Myers D, Shoaf K, Dirksen T, et al. Distribution of 14C-formaldehyde after pulpotomy with formocresol. J Am Dent Assoc, 1978,96:805–813.

[16] Pashley E, Myers D, Pashley DH, et al. Systemic distribution of 14C-formaldehyde from formocresol- treated pulpotomy sites. J Dent Res, 1980,59:602–608.

[17] Milnes A. Is formocresol obsolete? a fresh look at the evidence concerning safety issues. Pediatr Dent, 2008,30:237–246.

[18] Praveen K, Rashmi N, Vipin B, et al. Pulpotomy medicaments: continued search for new alternatives- a review. Oral Health Dent Manag, 2014,13(4):883–890.

[19] 's-Gravenmade EJ. Some biochemical considerations of fixation in endodontics. J Endod, 1973, 1:233–237.

[20] Kopel HM, Bernick S, Zachrisson E, et al. The effects of glutaraldehyde on primary pulp tissue following coronal amputation: an in vivo histological study. J Dent Child, 1980,47:425–430.

[21] García-Godoy F. Clinical evaluation of glutaraldehyde pulpotomies in primary teeth. Acta Odontol Pediatr, 1984,4:41–44.

[22] Fuks AB, Bimstein E, Klein H. Assessment of a 2% buffered glutaraldehyde solution as a pulp dressing in pulpotomized human primary teeth. J Pedod, 1986, 10:323–330.

[23] Fuks AB, Bimstein E, Guelmann M, et al. Assessment of a 2 percent buffered glutaraldehyde solution in pulpotomized primary teeth of school children. J Dent Child, 1990,57:371–375.

[24] Davis MJ, Myers R, Switkes MD. Glutaraldeyde: an alternative to formocresol for vital pulp therapy. J Dent Child, 1982,49(3):176–180.

[25] Lloyd MJ, Seale NS, Wilson CFG. The effects of various concentrations and lengths of application of glutaraldehyde on monkey pulp tissue. Pediatr Dent, 1988, 10(2): 115–120.

[26] Fuks AB, Eidelman E, Cleaton-Jones P, et al. Pulp response to ferric sulfate, diluted formocresol and IRM in pulpotomized primary baboon teeth. ASDC J Dent Child, 1997, 64(4): 254–259.

[27] Fuks AB, Holan G, Davis JM, et al. Ferric sulfate versus dilute formocresol in pulpotomized primary molars: long-term follow up. Pediatr Dent, 1997, 19:327–330.

[28] Landau MJ, Johnson DC. Pulpal response to ferric sulfate in monkeys. J Dent Res, 1988, 67:215

[Abstr #822].

[29] Fei AL, Udin RB, Johnson R. A clinical study of ferric sulfate as a pulpotomy agent in primary teeth. Pediatr Dent, 1991,13(6):327–332.

[30] Vargas K, Packham B. Radiographic success of ferric sulfate and formocresol pulpotomies and its relationship to early exfoliation. Pediatr Dent, 2005,27:233–337.

[31] Vargas KG, Packham B, Lowman D. Preliminary evaluation of sodium hypochlorite for pulpotomies in primary molars. Pediatr Dent, 2006,28(6):511–517.

[32] Rosenfeld EF, James GA, Burch BS. Vital pulp tissue response to sodium hypochlorite. J Endod, 1978,5:140–146.

[33] Hafez AA, Kopel HM, Cox CF. Pulpotomy reconsidered: application of an adhesive system to pulpotomized permanent primate pulps. Quintessence Int, 2000,31:579–589.

[34] Hafez AA, Cox CF, Tarim B, et al. An in vivo evaluation of hemorrhage control using sodium hypochlorite and direct capping with a one or two component adhesive system in exposed nonhuman primate pulps. Quint Int, 2002,33(4):261–272.

[35] Accorinte MLR, Loguercio AD, Reis A, et al. Responses of human pulp capped with a bonding agent after bleeding control with hemostatic agents. Oper Dent, 2005,2:147–155.

[36] A1-Mutairi MA, Bawazir OA. Sodium hypochlorite versus formocresol in primary molars pulpotomies: a randomized clinical trial. Eur J Ped Dent, 2013, 14(1):33–36.

[37] Ruby JD, Cox CF, Mitchell SC, et al. Randomized study of sodium hypochlorite versus formocresol pulpotomy in primary molar teeth. Int J Ped Dent, 2013, 23(2): 145–152.

[38] Shabzendedar M, Mazhari Fl Alami M, Talebi M. Sodium hypochlorite vs formocresol as pulpotomy medicaments in primary molars: 1-year follow-up. Pediatr Dent, 2013,35(4): 329–332.

[39] Zander HA. Reaction of the pulp calcium hydroxide. J Dent Res, 1939, 18:373–379.

[40] Magnusson B. Therapeutic pulpotomy in primary molars- Clinical and histological followup. I. Calcium hydroxide paste as wound dressing. Odontol Revy, 1970,21:415–431.

[41] Schroder U. A 2-year follow-up of primary molars pulpotomized with a gentle technique and capped with calcium hydroxide. Scand J Dent Res, 1978,86:273–278.

[42] Waterhouse PJ, Nunn JH, Whitworth JM. An investigation of the relative efficacy of Buckley's Formocresol and calcium hydroxide in primary molar vital pulp therapy. Br Dent J, 2000, 188: 32–36.

[43] Ketley CE, Goodman JR. Formocresol toxicity: is there a suitable alternative for pulpotomy in primary molars? Int J Pediatr Dent, 1991, 2:67–72.

[44] Torabinejad M, Hong CU, McDonald F, et al. Physical and chemical properties of a new root-end filling material. J Endod, 1995,21:349–353.

[45] Sarkar NK, Caidedo R, Tirwik P, et al. Physicochemical basis of the biologic properties of mineral

trioxide aggregate. J Endod, 2005,31:97-100.

[46] Torabinejad M, Hong CU, Pitt Ford TR, et al. Antibacterial effects of some root-end filling materials. J Endod, 1995,21:403-406.

[47] Eidelman E, Holan G, Fuks AB. Mineral trioxide aggregate vs. formocresol in pulpotomized primary molars: a preliminary report. Pediatr Dent, 2001, 23(1): 15-18.

[48] Parirokh M, Torabinejad M. Mineral trioxide aggregate: a comprehensive literature reviewpart III: clinical applications, drawbacks, and mechanism of action. Endod, 2011,36:400-413.

[49] Smaïl-Faugeron V, Courson F, Durieux P, et al. Pulp treatment for extensive decay in primary teeth. Cochrane Database Syst Rev, 2014,(8): 1-193.

[50] International Agency for Research on Cancer. Press release no. 153.15 Jun 2004. http://www.iarc. fr/pageroot/PRELEASES/pr153a.html.

[51] Cvek M. A clinical report on partial pulpotomy and capping with calcium hydroxide in permanent incisors with complicated crown fracture. J Endod, 1978,4:232-237.

[52] Cvek M, Cleaton-Jones PE, Austin JC, et al. Pulp reactions to exposure after experimental crown fractures or grinding in adult monkeys. J Endod, 1982,8:391-397.

[53] Holan G, McTique DJ. Introduction to dental trauma: managing traumatic injuries in the primary dentition//Casamassimo PS, Fields Jr HW, McTigue DJ, et al. Pediatric dentistry: infancy through adolescence. 5th ed. St. Louis: Elsevier Saunders, 2015: 213-230.

[54] Fuks AB, Gavra S, Chosck A. Long-term followup of traumatized incisors treated by partial pulpotomy. Pediatr Dent, 1993,15:334-336.

[55] Ram D, Holan G. Partial pulpotomy in a traumatized primary incisor with pulp exposure: case report. Pediatr Dent, 1994, 16:44-48.

[56] Petel R, Fuks A. Pink spot- A case report and literature review (in press), 2015.

（苏雪龙　译，郭青玉　审）

第6章

乳牙牙髓摘除术与根管治疗术：技术与材料

Moti Moskovitz, Nili Tickotsky

6.1 引　言

　　乳牙牙髓感染或牙髓坏死时，口腔医生有两个选择：一是拔除患牙并制作间隙保持器（如有必要），维持间隙等待继替恒牙萌出；二是去除残杂牙髓，根管充填后修复冠方缺损。放任患牙继续龋坏不做治疗是不可取的，那样会导致继替恒牙胚的损伤（如釉质矿化不全或发育不全）[1]，并对儿童生活质量产生负面影响，如疼痛、饮食偏好、进食量和睡眠习惯[2]。

　　当乳牙根髓表现出不可逆性牙髓炎或牙髓坏死的临床症状，而且牙根吸收极少或无明显吸收，则常规应做根管治疗[3]。但在某些病例中，尽管患牙预后欠佳，笔者仍建议行牙髓摘除术，具体内容在后文会有叙述。

　　根管治疗（RCT）是一种技术敏感性较高的治疗方法，因为预备形态复杂、弯曲、会生理性吸收的乳磨牙根管极具挑战[4]。

M. Moskovitz, DMD, PhD
Department of Pediatric Dentistry, Hadassah Faculty of Dental Medicine,
The Hebrew University, 12272, Jerusalem 9112102, Israel
e-mail: motim@md.huji.ac.il

N. Tickotsky, DMD, MSc, MEd
The Goodman Faculty of Life Sciences, Nanotechnology Building, Bar Ilan University,
Ramat Gan 5290002, Israel
e-mail: nilitiko@gmail.com

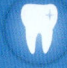

以下章节将讨论乳牙的根管治疗，包括治疗的适应证、根管形态以及用于根管清理和根管充填的技术和器械。除此之外，本章还将特别关注根管治疗的不良效果。

6.2 形态学特点

乳前牙的根管一般相对较直，鲜有变异，较容易治疗[5]。

上颌乳磨牙可能有 2~4 个根管，3 个根管最为常见[4]。大约三分之一的上颌第一乳磨牙及少数上颌第二乳磨牙会发生腭根和远颊根的融合[5]。

如图 6.1 b 所示，上颌第一乳磨牙，有 3 个根 [近颊（MB）、远颊（DB）和腭] 3 个根管。腭根最长并且弯曲，其次是近颊根。远颊根最短、直径最小[6.7]。牙根生理性吸收会导致根尖孔的位置不断变化[5]。此外，副根管的存在使生物机械预备变得困难，完全去除坏死的牙髓组织几乎是不可能的（图 6.1 C）。

与上颌第一乳磨牙类似，上颌第二乳磨牙（图 6.2A）有 3 个牙根，有时远颊根和腭根融合，其中腭根最长，其次是近颊根。远中根是三个根中最短、最圆的[6]。上颌第二乳磨牙也有三个根管（70%）或者四个根管（30%）（图 6.2B）[8]。

下颌乳磨牙可以有 1~3 个牙根，其中双根是最常见的。

图 6.3A 展示了下颌第一乳磨牙。下颌第一乳磨牙正常有 2 个牙根；均为颊舌向宽，近远中向窄，常有沟槽[6]。下颌第一乳磨牙有 3 个根管（80%）或 4 个根管（20%），近中根通常有两个根管，远中根有 1 个或 2 个根管[4]。下颌第一乳磨牙各根管平均长度为：近颊 16.4mm，近舌 14.2mm，远颊 13.1mm，远舌 12.7mm[9]。

下颌第二乳磨牙通常有 2 个牙根，即近中根和远中根，包含 4 个根管（图 6.4）[6]。下颌第二乳磨牙各根管平均长度为：近颊 15.8mm，近舌 14.4mm，远颊 14.9mm，远舌 14.9mm（图 6.4B）[9]。

6.3 乳牙根管的解剖生理和变异

乳牙牙根长度发育完成的同时就开始出现牙根吸收。这种吸收导致根尖孔的位置不断变化[5]。由于存在副根管，炎症的乳磨牙牙槽间隔骨缺损可在根周的任何部位，尤其是根分叉区出现[4,10]。此外，还应考虑其他类型的根管异常如牛牙症，后者具有髓腔增大、髓室底移向根尖、釉牙骨质界水平牙体无明显缩窄等特点，以及上颌乳磨牙单牙根或 C 形根管[4]。但在处理这些异常现象时，无需对原有的牙髓摘除术进行修改，也无须在常规治疗之外单独处理。

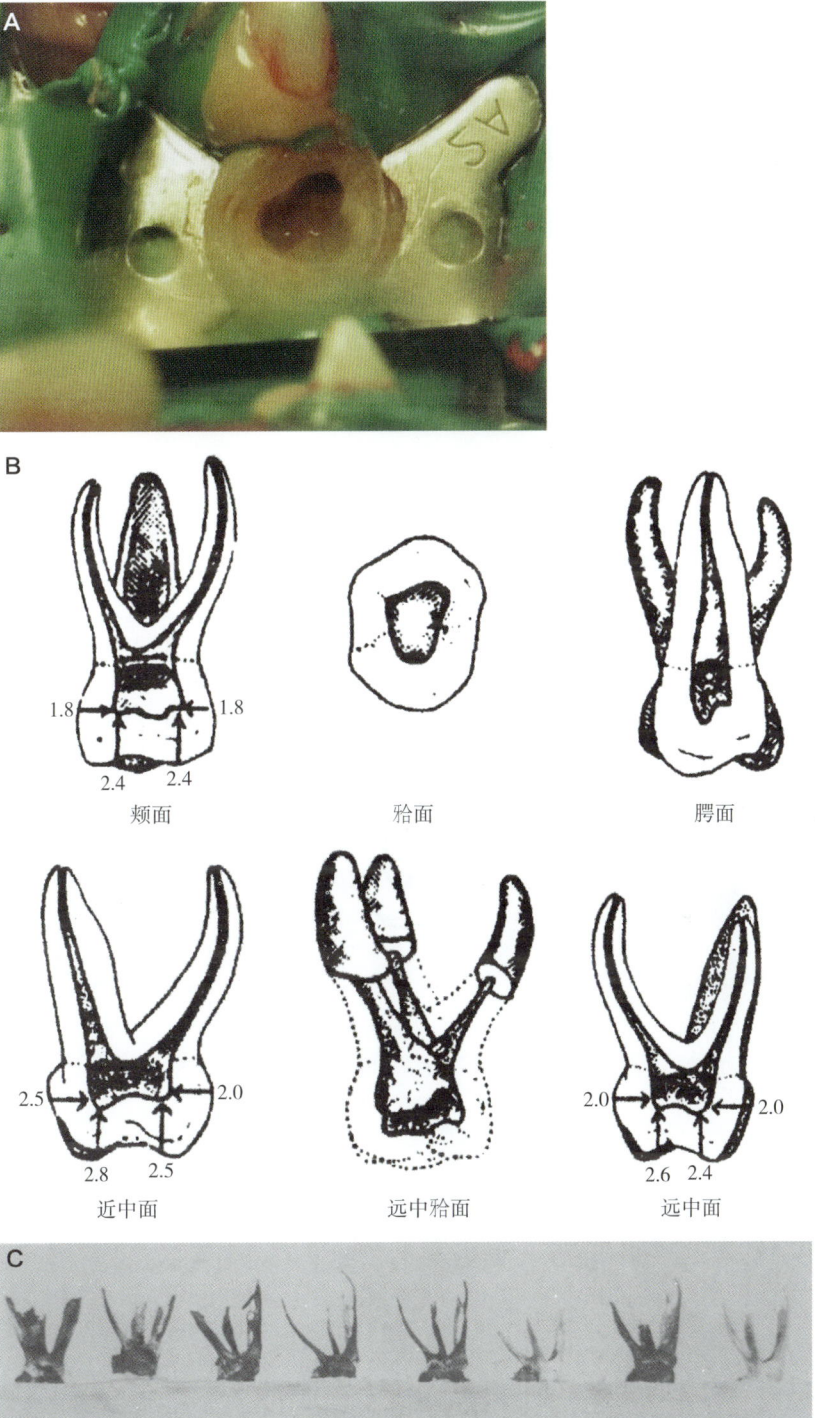

图 6.1　A. 右上颌第一乳磨牙开髓、拟行 RCT，可见 3 个根管口。B. 右上颌第一乳磨牙，内部形态（感谢 Eliezer Eidelman 教授，Odont 博士，M.S.D）。C. 将硅橡胶加压注射入根管，随后完全溶解牙齿结构，得到的上颌第一乳磨牙的硅橡胶模型。可见根管系统复杂形态

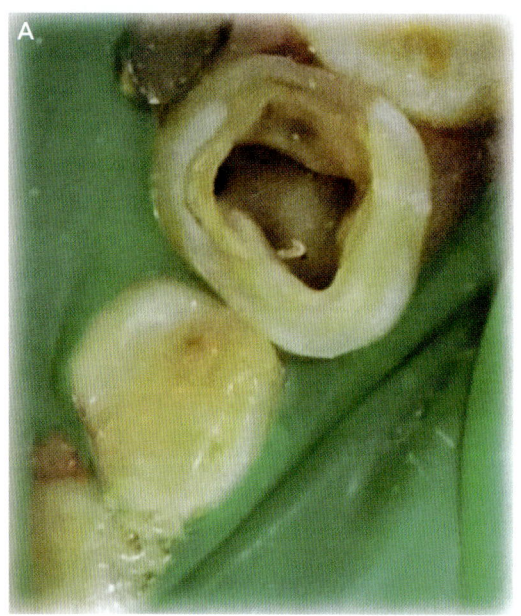

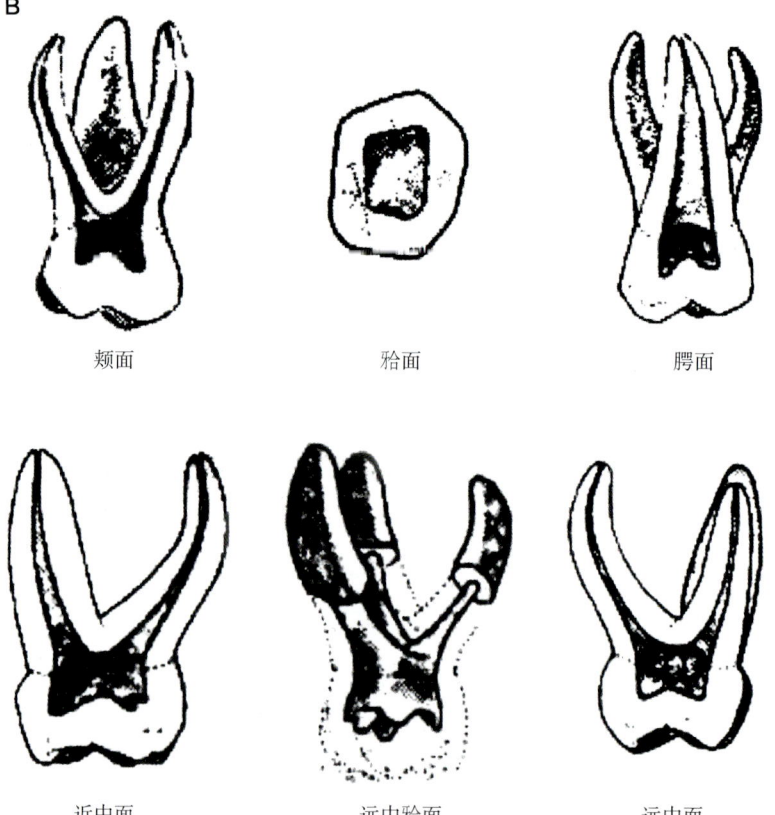

颊面	殆面	腭面

近中面	远中殆面	远中面

图 6.2　A. 上颌第二乳磨牙，开髓拟行 RCT 治疗，可见三个根管口。B. 右上颌第二乳磨牙内部形态（感谢 Eliezer Eidelman 教授，Odont 博士，M.S.D）

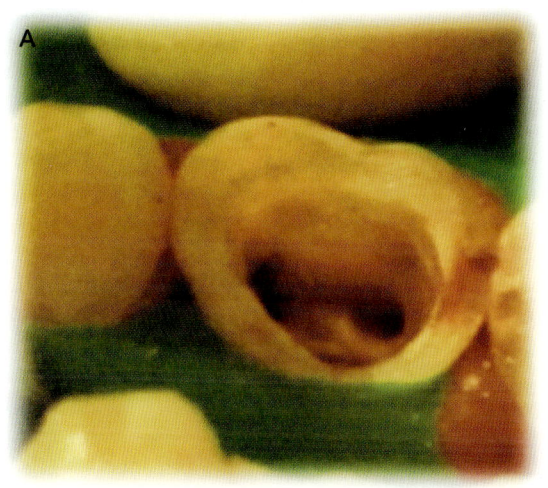

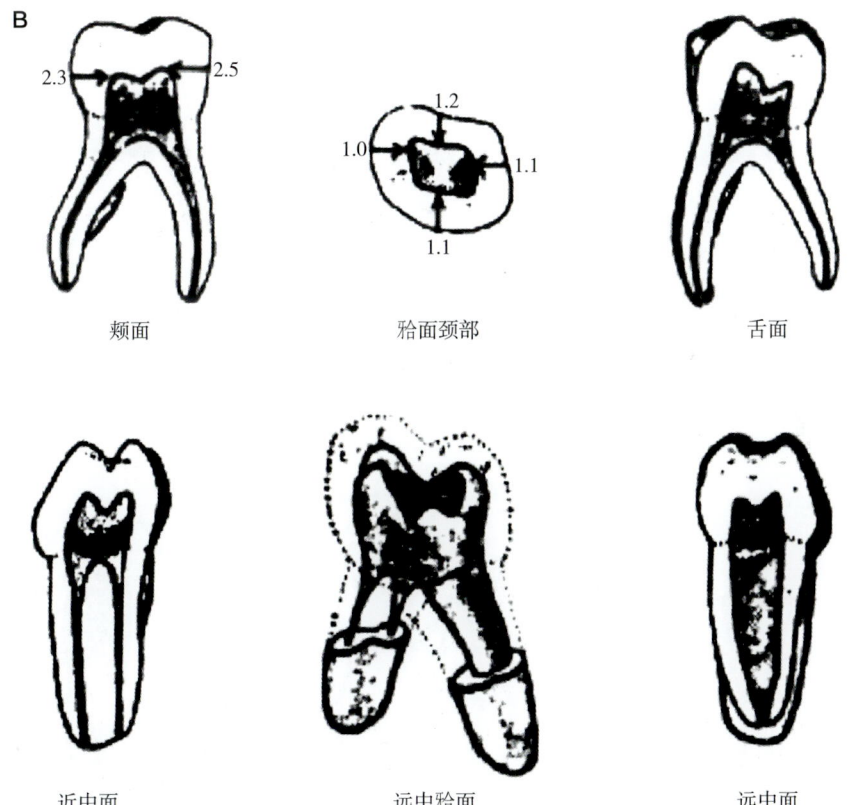

颊面　　　　　　　　　　殆面颈部　　　　　　　　　　舌面

近中面　　　　　　　　　远中殆面　　　　　　　　　　远中面

图 6.3　A. 下颌第一乳磨牙，开髓拟行 RCT 治疗，可见 3 个根管口。B. 右下第一乳磨牙内部形态（感谢 Eliezer Eidelman 教授，Odont 博士，M.S.D）

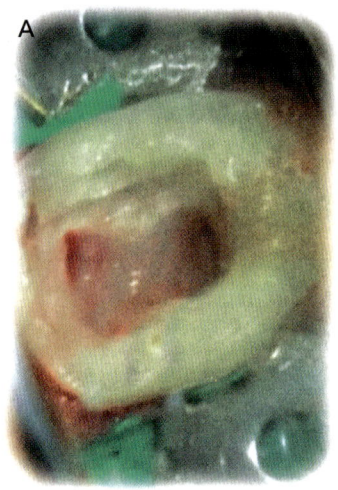

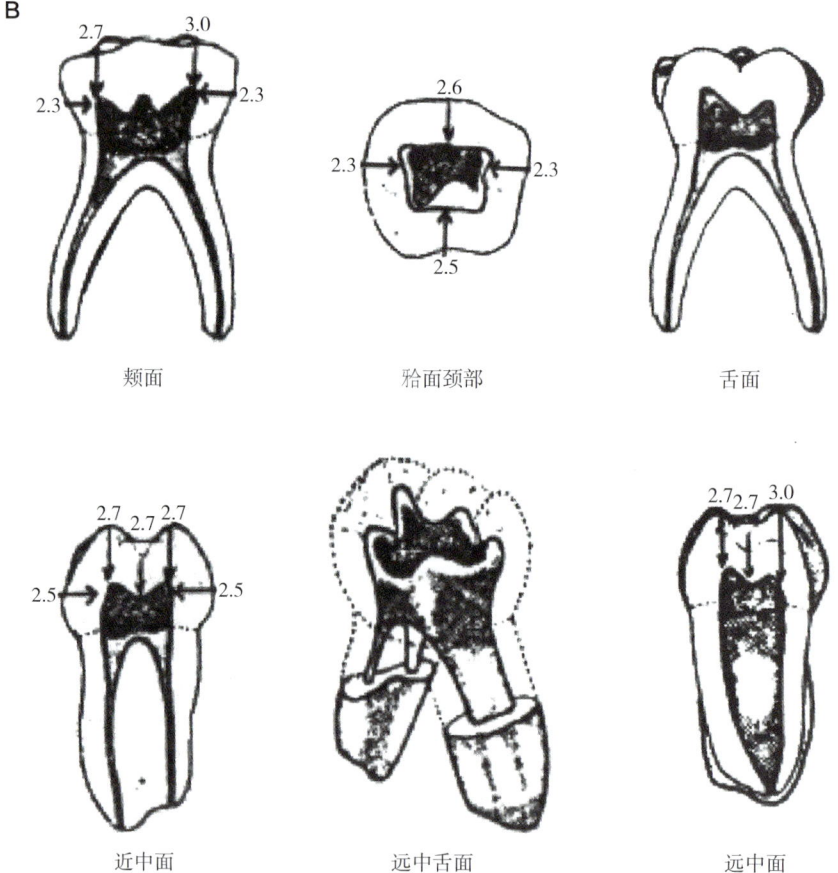

颊面　　　　　　　　　　　　　　殆面颈部　　　　　　　　　　　　　　舌面

近中面　　　　　　　　　　　　　远中舌面　　　　　　　　　　　　　远中面

图 6.4　A. 下颌第二乳磨牙，开髓拟行 RCT 治疗，可见 3 个根管口。B. 下颌第二乳磨牙内部形态（感谢 Eliezer Eidelman 教授，Odont 博士，M.S.D）

6.4 牙髓与根尖周状况的评估

根管治疗前拍摄未变形 X 线片评估根管形态是很有必要的（图 6.5）[11]。

成功的根管治疗取决于完善的根管清理（预备）、抗菌液冲洗及抗菌材料的填充，以彻底清除感染细菌[12]。术后经过一段时间随访，如果①牙齿无明显松动；②继替恒牙萌出前可维持正常生理功能，且无疼痛、不适、感染等；③不影响患牙的生理性吸收[13]；则认为根管治疗是成功的。此外，影像学检查应显示：原有的病理性透射影像缩小或消失且未见新的病灶。

6.5 乳牙根管治疗的适应证和禁忌证

乳牙根管治疗的适应证是：根髓已有不可逆性牙髓炎或牙髓坏死的临床症状，而牙根吸收极少或无吸收。乳牙 RCT 的禁忌证在文献[5,13-14]中已有详细的讨论，包括：牙冠无法修复；髓室底穿孔；支持骨组织显著减少和（或）牙齿极度松动；影像学检查显示广泛的牙根内吸收或者外吸收；根尖透射影波及恒牙胚的牙囊；患牙下方存在含牙囊肿或滤泡囊肿及某些免疫力低下的患儿[15,16]。

大多数乳磨牙存在侧支根管和副根管，下颌乳磨牙较上颌乳磨牙更为多见[17]。磨牙根分叉处的副根管可以解释为何在牙髓坏死的患牙根分叉区易出现 X 线透射影像[10,18]。

某些预后较差的第二乳磨牙仍为 RCT 适应证，目的是暂且保留患牙，待第一恒磨牙萌出后再将其拔除并制作间隙保持器[19]。

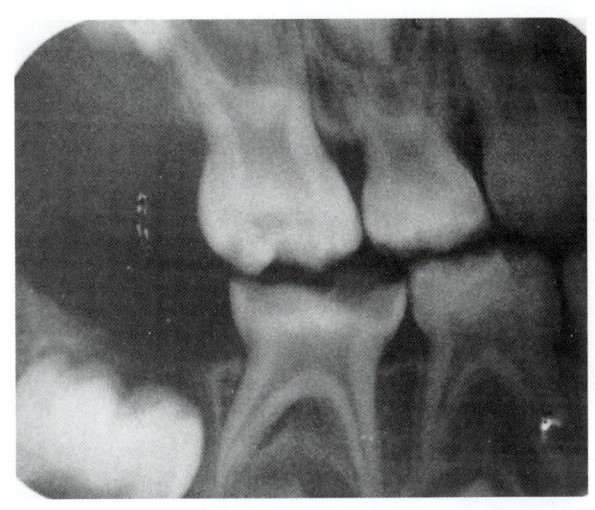

图 6.5　根管治疗前拍摄的 X 线片（本病例为右下第二乳磨牙）应显示髓腔和根管全长

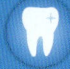
6.6 根管治疗的技术

乳牙的 RCT 治疗可以一次完成。在局部麻醉和橡皮障隔离下，去净龋坏组织后开髓。

6.6.1 开髓和清理

彻底清除感染或坏死的牙髓，修整开髓洞形，以确保各根管口清晰可见。

乳磨牙的牙根通常是弯曲的，以便继替恒牙胚的发育。在预备过程中，这些弯曲增加了牙根根尖部旁穿或根管冠 1/3 段与根分叉区穿通的概率[5]。确定每个根管口的位置后，选择大小合适的拔髓针轻柔地去除根管内尽可能多的有机物。根据术前 X 线片初步估计工作长度，选择和调整根管锉，预备时锉尖端停止在 X 线片根尖孔上方 1~2mm 的位置。器械应稍微预弯曲以适应根管的曲度，从而避免在牙根内、外侧部分造成旁穿（图 6.6）[5]。

根管预备的主要目的是去除有机碎屑。通过使用一系列 21mm 长的 K 型根管锉，直至 30 号或 35 号（UNITEK 公司，蒙罗维亚，加利福尼亚州）来机械性的去除根管内的残余物（图 6.7）。初始工作长度需要通过 X 线片测量估计。器械进入根管后，通过手触感感受根尖止点的位置，再将这个长度测量结果与 X 线片进行对比。避免对根管做不必要的修整而损伤牙齿或造成根分叉区和根管侧壁的旁穿。

6.6.2 根管冲洗

确保根管内除菌效果的一个重要步骤是利用冲洗液进行根管冲洗。根管内可采用 0.2%~2% 的氯己定溶液或 1%~5% 的次氯酸钠（根据美国儿童口腔医学会指南次氯酸钠应限制在 1% 浓度内）进行冲洗（图 6.8）[3.4.20-23]。

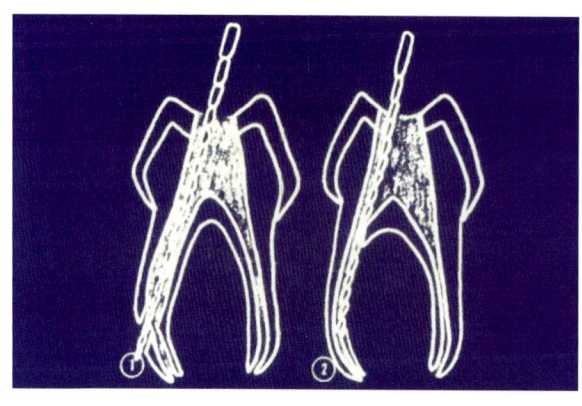

图 6.6　因不正确使用根管治疗器械而造成乳磨牙牙根①凸面和②凹面处的穿孔

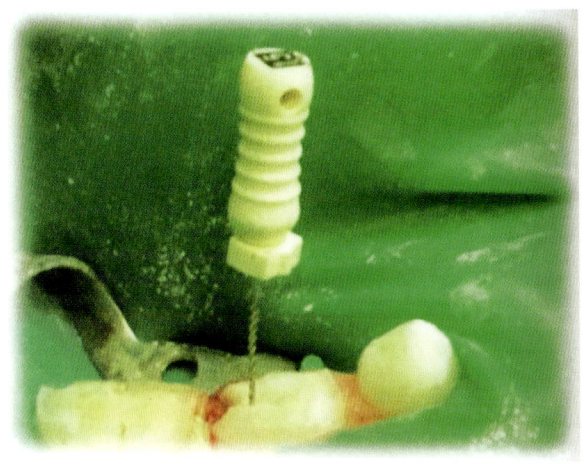

图 6.7　通过使用一系列 21mm 长的 K 型根管锉，直至 30 号或 35 号（UNITEK 公司，蒙罗维亚，加利福尼亚州），机械性的去除根管内的残余物

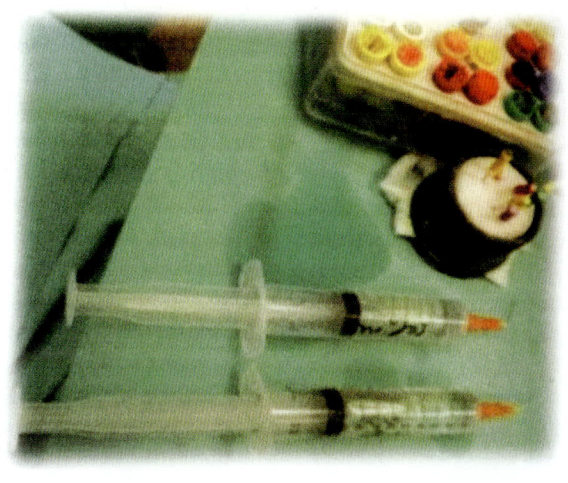

图 6.8　根管内先用 0.2%~2% 的氯己定溶液或 1%~5% 的次氯酸钠液，再用生理盐水进行冲洗

　　由于次氯酸钠具有强的组织刺激性，因此在乳牙列使用次氯酸钠时应谨慎，切不可加压超出根尖孔 [24-27]（图 6.9）。

　　生理盐水冲洗后，建议使用大小合适的无菌纸捻（图 6.10）干燥根管。没有足够的证据表明某种特定的冲洗液或冲洗方法有绝对的优势。除了零星的病例报告外，尚无循证医学研究报告任何不良反应，目前还不清楚是因为没有不良反应还是仅仅没有报告，所以每种冲洗液的安全性尚不确定 [28]。

6.6.3 根管充填

　　用于根管充填的器械主要取决于所使用的根充材料。

　　黏稠的糊剂（如氧化锌糊剂）用根管充填器导入并压实，而稀薄碘仿氢氧化钙糊剂可通过安装在低速手机上的螺旋输送器导入（图 6.11）。其他材料则由制造商提供的塑料注射器和配套的注射尖注入（图 6.12）。

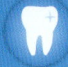

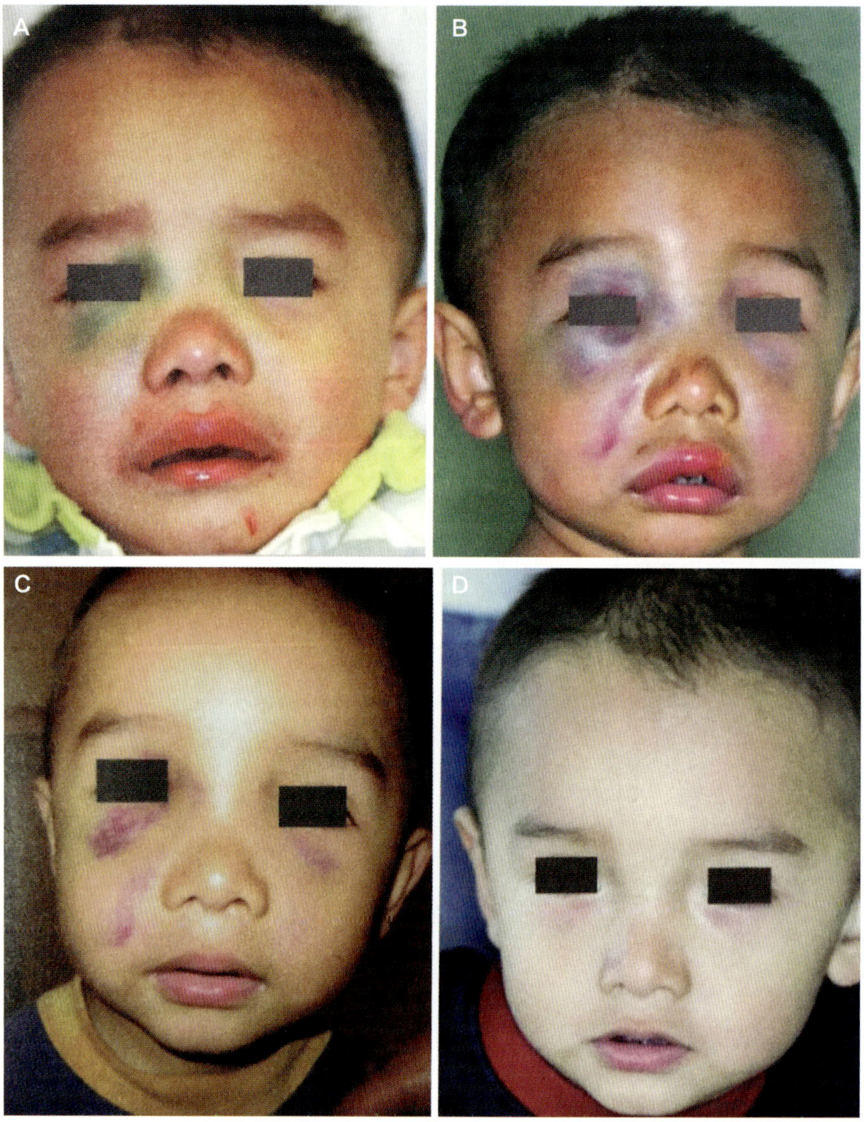

图6.9　因对患儿使用次氯酸钠不当而造成的一起事故。A. 于麻醉后监护室。B. 手术后1天。C. 手术后第2天。D. 术后6周完全恢复（版权 © Klein and Kleier[26]，美国儿童牙科学会，已获得转载许可）

6.7 根管充填材料

　　理想的根管充填材料应具有以下特点：吸收速度与牙根的生理性吸收速度一致，对根尖周组织和恒牙胚无毒害，若超出根尖孔容易被吸收，便于输送，无收缩性，必要时容易取出[19]。

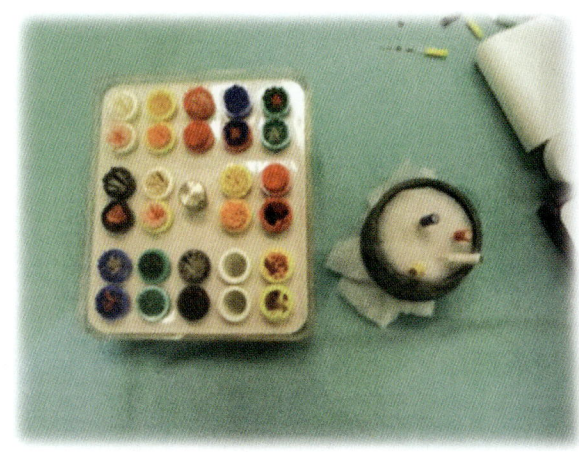

图 6.10　采用合适大小的无菌纸捻干燥根管

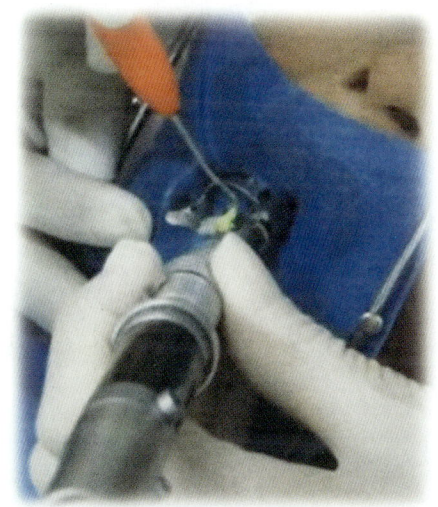

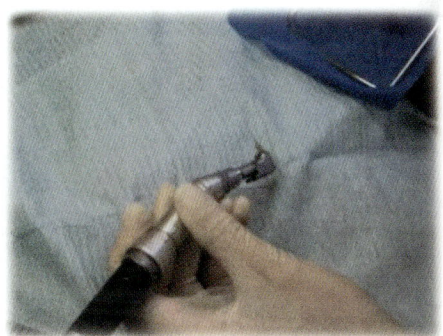

图 6.11　通过安装在低速手机上的螺旋输送器导入材料

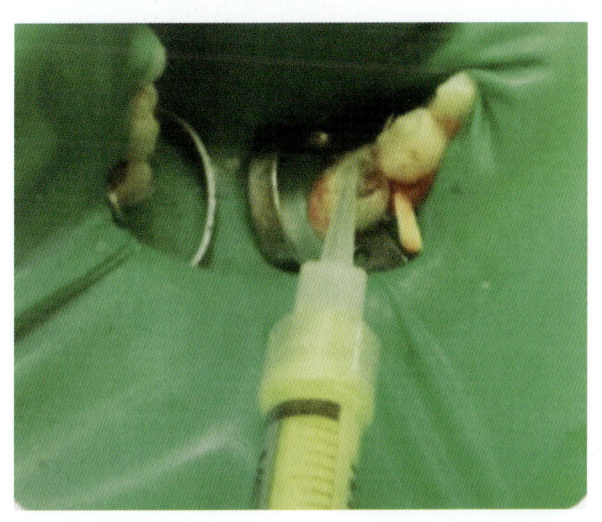

图 6.12　通过塑料注射器导入糊剂

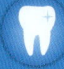

表 6.1　乳牙各种根管封闭剂的介绍

根管充填材料	组成	用法	缺点	抗菌性
氧化锌		不需要加入促凝剂，可以用根管充填器械压入根管	比乳牙牙根的吸收速率慢	较强的抗菌效率
碘仿氢氧化钙	Vitapex 糊剂（新齿科化学产品 Co, Ltd., TOKyo. 日本东京）/Diapex：30% 的氢氧化钙 40.4% 碘仿和 22.4% 的硅油	用一次性注射尖或安装在慢速手机上的螺旋输送针导入到根管		
氢氧化钙	Sealapex Calcicur	应用螺旋输送针导入到根管，也可以应用自动混合的注射尖或者套管	水性载体将导致根管内糊剂在牙根生理性吸收前被吸收殆尽。黏性的载体使糊剂溶解度较低，在油性载体中氢氧化钙糊剂有最低的溶解度和扩散性	对于大多数纯培养细菌无抗菌活性。
碘仿为基质	Metapex（Meta 生物医学有限公司，全州，韩国）成分：氢氧化钙与碘仿，Kri 糊剂成分：80.8% 的碘仿，樟脑、对氯苯酚，薄荷醇	用一次性塑料注射尖及无菌注射器将材料注入根管内	对于大多数纯培养细菌的抗菌活性微弱。易超充，易产生气泡	Kri 糊剂比 ZOE 的抗菌作用强
氧化锌碘仿	Maisto 糊剂：包括氧化锌和碘仿，以及樟脑对氯苯酚、羊毛脂、麝香草酚。Endoflas 含有 40.6% 的三碘甲烷和碘化盐酸普罗吩胺邻甲酚，56.5% 的氧化锌，1.07% 的氢氧化钙，1.63% 的硫酸钡，液体中含有丁香酚，对氯酚	安装在慢速手机上的螺旋输送针导入到根管		

　　有多种根管充填材料可用于乳牙根充,但已知的根管充填材料都不够理想。表 6.1 描述了各种常用的乳牙根充糊剂。根据文献报道，最合适的根充材料似乎是碘仿氢氧化钙糊剂[37]。氢氧化钙能提供高 pH（>10）环境，协同碘仿共同发挥较强的抑菌作用[38]。

　　下文介绍了几种常用的根管充填材料。每种材料的特性、功效和生物学效应密切相关。

　　氧化锌丁香油糊剂　不含促凝剂的氧化锌与丁香油的黏稠混合物（氧化锌、丁香酚，Associated Dental Products Ltd，珀顿，英格兰），可以用合适的根管充填器压入根管。糊剂吸收的速度比乳牙牙根的吸收速度慢[29-31]，所以将它作为根管内充填材料时可能会有如下问题：当挤压超出根尖孔时，材料会形成硬的团块影响吸收（图6.13）[1,39-42]。根管治疗后的牙齿，有49.4%的病例可在根尖周组织中出现这样的团块[42]，它可能在牙槽骨中存在数月或数年（27.3%的病例平均时间长达40.2个月）[42]。残存的氧化锌糊剂可能会引起轻度异物反应[43]。在美国，过去多建议使用不含促凝剂的氧化锌丁香油糊剂[44]；目前的趋势是使用碘仿或者氢氧化钙糊剂[45]。

碘仿氢氧化钙糊剂　氢氧化钙的抗菌作用与其离子解离有关。根管充填糊剂中的水性、黏性或油性配方影响离子的解离速度。由于在水性载体中糊剂具有高度溶解性，因此牙根生理性吸收前根管内糊剂就可能已经完全吸收了[31]。黏性的载体使糊剂有较低的溶解度，而在油性载体中氢氧化钙糊剂的溶解度和扩散性最低，效果更佳[32,33]。含碘仿的糊剂（如Vitapex，预装在注射器内，每支0.5g，东京，日本）可用一次性注射器针头或安装在慢速手机上的螺旋输送针导入根管，牙齿用增强型的氧化锌丁香酚糊剂密封（IRM-L.D. Caulk，Dentsply Milford, DE）。Vitapex糊剂含有30%的氢氧化钙，40.4%碘仿和22.4%的硅油。它是预先混合好的，较容易使用（塑料注射头）和取出（图6.12），具有X线阻射性，如果无意中挤压超出根尖孔，很容易吸收[38]。尽管没有关于充填材料吸收性能的统一意见，但对患有不可逆性牙髓病变的乳牙行牙髓摘除术时，氧化锌糊剂的效果与Vitapex类似，优于Sealapex（一种氢氧化钙糊剂，SybronEndo, Orange, CA）[46]。Vitapex在北美出售为diapex（DiaDent Group International, Burnaby, BC, Canada）。Vitapex被挤压进入根分叉或根尖区时，它可以在1~2周内扩散或吸收，临床和组织学证明其具有促进骨再生的作用[47]。Tchaou等对定植于牙髓坏死乳牙根管内的细菌进行纯化培养，发现Vitapex并不能抑制变形链球菌、金黄色葡萄球菌或干酪乳杆菌的生长，对大多数纯培养细菌无抗菌活性[36]。

碘仿为基质的糊剂　对乳磨牙感染根管分离出的23株细菌和3个非标准菌株，用琼脂扩散法在体外研究发现，与氧化锌丁香油糊剂或者含有氧化锌的糊剂相比[48]，以碘仿为基质的Metapex的抑菌作用最小[34]。

Maisto糊剂　Maisto糊剂出现于1967年，成分包括氧化锌、碘仿、樟脑

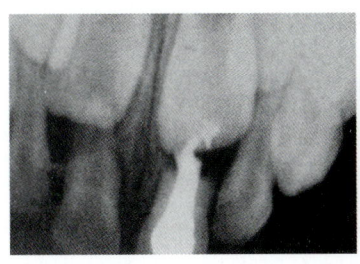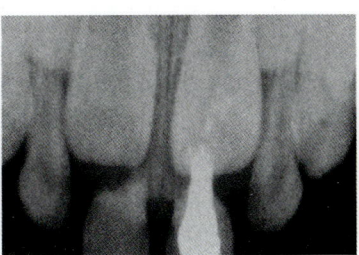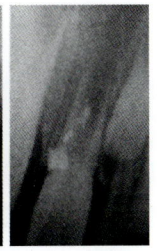

图6.13　挤压超出根尖孔外的氧化锌糊剂形成硬的团块而影响正常吸收（左侧和中间）。当恒中切牙萌出后剩余的氧化锌糊剂仍存留

对氯苯酚、羊毛脂、麝香草酚。氧化锌的存在可减缓其吸收，而与单纯氧化锌丁香油糊剂相比，Maisto 糊剂有明显更高的成功率（100%）[38,49,50]。

KRI 糊剂（pharmachemie，Zurich）是碘仿（80.8%）、樟脑、对氯苯酚，薄荷醇的混合物[38,51,52]。与氧化锌糊剂相比，KRI 糊剂对从牙髓坏死乳牙根管中分离出的专性厌氧菌纯培养物，如拟杆菌属（牙龈卟啉单胞菌）和厌氧链球菌等具有更强的抗菌效果[36]。

6.8 补充的方法

牙科手术显微镜、电子根尖定位仪、旋转镍钛锉和根管冲洗药物是当今根管治疗术中可应用的先进设备[4,13,53-64]。

治疗乳牙时使用口腔手术显微镜[4]不是必需的。乳牙的根管预备（与恒牙相反）主要基于化学方法，而不是机械清创[13]。

仅有少数关于使用电子根尖定位仪的研究，且大多数是在体外[53,65]或者全麻下进行的[54,55,66-68]。这些研究认为是否在乳牙应用根尖电子定位仪目前尚无定论，还应做进一步的评估。

关于在乳牙中使用旋转器械技术，体外研究发现其清洁能力与普通器械相同，但旋转技术减少了预备的时间[56-60]。使用旋转技术可以减少 63% 的预备时间和 68% 的充填时间，也提高了根管充填质量[56,61,63]。减少根管治疗的操作时间是诊疗儿童的重要相关因素。但是，由于缺乏适当的体内研究，尚不建议将使用旋转器械技术作为一个标准的治疗程序。

Er,Cr:YSGG 激光具有与旋转器械相似的清洁能力，效果优于手动器械。与旋转器械或手动器械相比，激光完成根管清洁和成形所用时间更短[64]。本章中由于现有临床研究有限且缺乏足够的随访，不推荐将这种技术作为常规治疗。所以美国口腔医学院仍然首选手动器械作为根管清创方法，美国儿童口腔医学委员会的成员也都在应用手动器械[45]。

6.9 根管治疗疗效评价

根管治疗成功的标准包括：患牙的临床体征和症状在几周内消失，牙齿无疼痛，周围软组织健康，松动度未增大。乳牙牙根和填充材料能正常吸收，不影响恒牙的正常萌出。

术前存在的影像学病灶应在 6 个月内得到恢复，表现为新骨的形成和暗影的减少或消失，或暗影区域至少没有变化。术后不应出现病理性牙根吸收、根分叉（根尖区）暗影[31,50]或新的病变。

影像学方面，根管治疗成功是指 X 线透射区范围与观察基线相比没有增加 [69]，或透射的范围减小 [30,70,71]，或根分叉或根尖区无透射区。在所有的研究中成功率大于等于 78%。

当原有的透射区增大或出现新的病灶时，则认为治疗是失败的。

乳牙根管治疗的成功率在文献中已有报道。由于过去应用的技术与当今常用的牙髓摘除术不同，早期的研究报告中成功率在 53% 左右 [72]。近期的研究报告成功率为 95%~99% [5]。最近的研究发现乳磨牙应用氧化锌糊剂作为充填材料时治疗的成功率为 82%~90% [73,74]，而在前牙的治疗中成功率为 76%~82.8% [1,30,75-78]。使用 KRI 糊剂时，治疗后无临床或影像学症状和体征的成功率从 80%~95.6% [16,40-41,51,79-81]。

在 Barcelos 等的综述中，使用各种根管充填材料的成功率：Calcicur（一种氢氧化钙糊剂）为 80%，Seal apex 为 60%，ZOE 糊剂为 85%~100%，Vitapex 糊剂为 89%~100%。Calcicur 比氧化锌丁香油糊剂和 Vitapex 糊剂的成功率明显降低。这些糊剂超填出根管时，超填的氧化锌丁香油糊剂颗粒甚至在过了评估期之后仍然可见。Vitapex、Calcicur、Seal apex 在根管内的吸收也有报道 [46]。

一项纳入了 8 个实验的 Cochrane 系统回顾比较了不同根管糊剂应用于乳牙牙髓摘除术的效果，通过设置 13 个比较组，临床和影像学随访观察 2 年，没有找到足够的证据说明某种糊剂比其他糊剂优势更明显 [82]。

研究表明 Endotlas 和氧化锌丁香油糊剂的成功率为 93.3%，而 Metapex 成功率更高（100%）[35]。氧化锌丁香油糊剂的成功率为 65%~100%，平均为 83% [19,30,31,33,50-51,69-71,83]。关于各种充填糊剂的临床成功率，见表 6.2。

以 1997 年为例，对于根管治疗，98% 的美国口腔医学院教授使用手用器械预备根管，大部分学校不建议对根管进行任何扩大，最常推荐使用的冲洗液

表 6.2　不同根管封闭剂治疗的成功率

根管充填材料	氧化锌丁香油糊剂	碘仿氢氧化钙	氢氧化钙	碘仿为基质的	氧化锌碘仿
报告者	Fuks（2012） Holan（1993） Mani（2000） Mortazavi（2004） Ozalp（2005） Damle（2005） Reddy（1996） Trairatvoralul（2008） Barja-Fidalgo（2011） Rewal（2014）	Ramar（2010） Subramaniam（2011） Chen（2012）	Barcelos（2011）	Ramar（2010） Subramaniam（2011） Chen（2012）	Mass（1989） Reddy（1996） Chen（2012） Moskovitz（2005）
成功率	65%~100% 平均为 83%	Vitapex 为 90.5%~100%	60%	Metapex 为 90.5%~100%。 KRI 糊剂为 84%	Maisto 糊剂 100% Endoflas93.3%

是次氯酸钠、无菌水或生理盐水，并建议使用局部麻醉。90% 学院推荐首选 ZOE 作为根管充填材料[44]。

6.9.1 术后影像学评价

术后需要拍摄根尖片，以确定根管充填是否适当及根管内充填材料的密实程度（图 6.14）。"充盈"是理想的状态，即填充材料达到影像学上的根尖点没有被挤压出根尖孔，"欠填"是填充材料没有达到根尖点，"超填"是指充填材料超出根尖孔（图 6.15）。

根管充填后，患牙应在当次就诊时或尽快进行修复。如果治疗后的乳磨牙未在当次就诊时进行修复，且无症状，应在下次就诊时用无微渗漏的方式进行修复，建议使用不锈钢冠（银汞合金、复合树脂或加强型玻璃离子水门汀修复，也可确保无微渗漏）。如果有足够的剩余牙体组织时，可以应用上述任一修复材料修复患牙。否则，建议应用不锈钢冠修复。

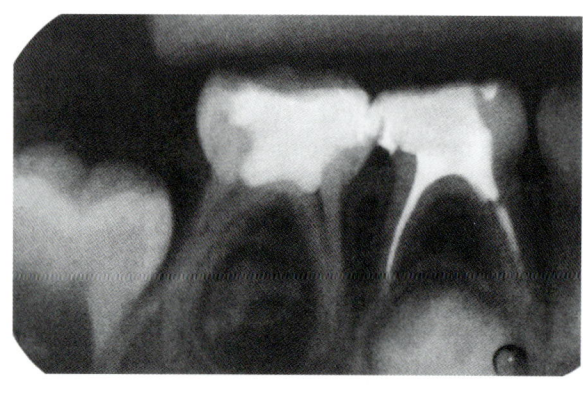

图 6.14 术后根尖片，观察根管充填是否适当及根管内充填材料的密实程度。远中根是"充盈"，而近中根稍"欠填"

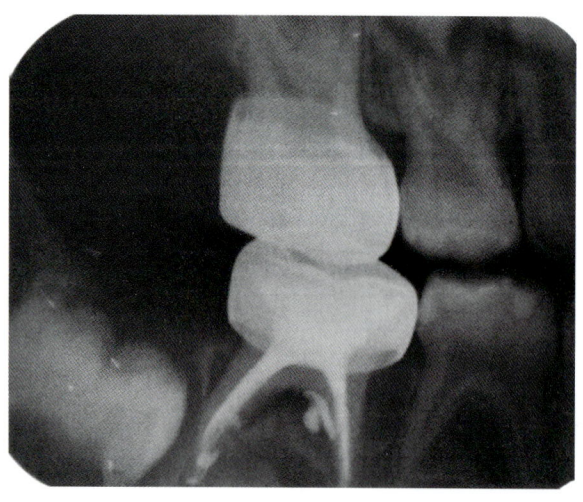

图 6.15 一颗超填的牙齿，充填材料超出了根尖孔

6.9.2 抗生素在根管治疗中的应用

绝大多数有症状的根尖周炎或急性根尖周脓肿，在不使用抗生素的情况下仍可以得到有效地缓解。首选治疗方法是通过手术措施清除炎症或感染的来源[84]。青霉素对缓解疼痛无效[85]。健康的患者若出现牙髓炎和根尖周炎症状、窦道、牙源性局部肿胀或根管外科术后，不建议使用抗生素[86]。因为口腔医生不断开出不必要的抗生素处方可能促进细菌耐药性的产生[84,87]。目前情况下只有感染扩散时（蜂窝组织炎、淋巴结受累及弥漫性肿胀）或有全身症状时（发热、全身不适）才推荐全身应用抗生素[86]。

6.9.3 根管治疗后牙根吸收的速度

研究发现使用含碘仿的根管充填材料进行根管治疗后可以促进牙根吸收[88]。这与目前发现的局部因素如龋坏、牙髓坏死或牙髓切断会促进乳磨牙牙根吸收是一致的[89]。

6.10 乳牙根管治疗后的不良影响

有关乳牙根管治疗对继替恒牙胚发育及萌出的影响目前几乎没有研究。与恰填或者欠填状态相比，超填可能会造成轻微的异物反应，其失效率更高[19,51]。

研究表明，50%~70%的乳牙脱落后，可在其牙槽骨中发现残余的ZOE颗粒，超过1/4的患者3年后该材料仍存在[16,42,79]。图6.13显示了一个乳中切牙ZOE超填的病例，直到继承恒切牙萌出，氧化锌仍残留在组织中。

根据Coll和Sadrian的研究，正规的RCT不会对恒牙胚造成不利影响，但使用氧化锌丁香油糊剂作为根充材料时，有20%的概率会改变恒牙的萌出路径[1]。不正规的根管治疗可能会导致继承恒牙萌出停止[90]。Tannure等发现乳牙行牙髓摘除用氧化锌丁香油糊剂填充后，有恒前牙异位萌出的情况[91]。

也可以推测恒切牙的异位萌出也许不是由于乳牙根管治疗引起的，而是乳切牙的严重创伤影响了发育中的恒牙胚，使之发生位移。

研究表明，乳牙牙髓摘除术后，出现恒牙釉质发育不全的概率几乎没有变化或者变化较小[1,16]。

乳磨牙用氧化锌碘仿糊剂根充后，出现新的透射区或原有的根尖病灶范围扩大，即为治疗失败，占3.3%。RCT治疗前就有暗影的患牙较治疗前无暗影者，治疗失败的可能性（例如，病灶范围的扩大）增高。未发现乳磨牙的RCT治疗与相应的前磨牙出现釉质缺损或异位萌出之间具有关联性[92]。

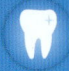
以往有研究提出乳牙的根尖吸收后，漏出的根充材料对继替恒牙牙囊的轻微刺激可能会导致根周囊肿的形成 [92,93]。这些研究中，牙根治疗后的乳牙有3.3%的随访病例发生牙囊肿大，但形成真正的根尖周囊肿或含牙囊肿是罕见的。尽管发生率低，但医生应该意识到这种现象的存在，通过影像学方法监测根管治疗后的牙齿直至脱落（图6.16）。

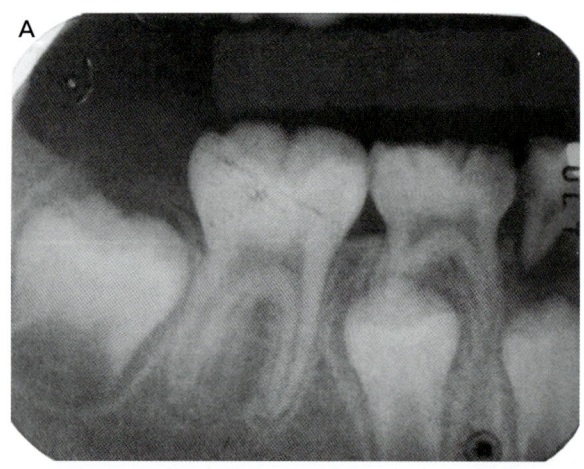

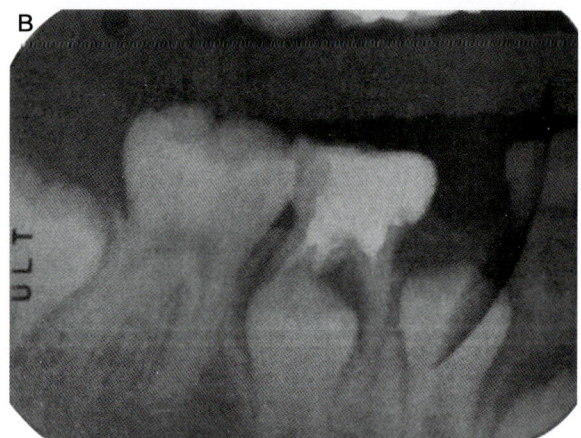

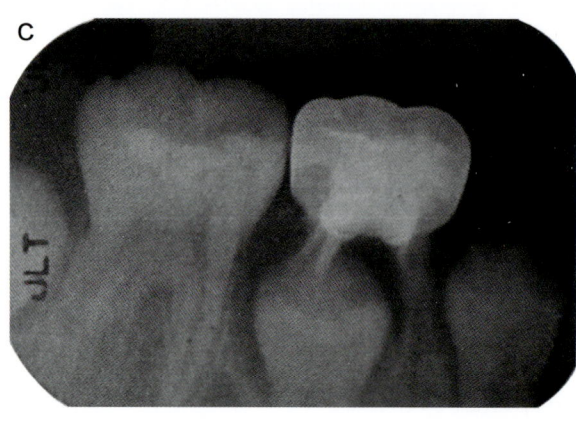

图6.16　右下第二乳磨牙使用Endoflas进行根管治疗。图A，B是术前和术后的X线片。C. 术后3个月X线片显示了下颌右侧第二前磨牙牙囊增大。

乳牙列中的根尖周囊肿一般不会出现临床症状，但如果囊肿增大到一定程度，可能会使发育中的恒牙胚发生移位[1,14,94,95]，同时伴随颊侧骨板的膨隆（图6.17）[94,95]。

6.10.1 尖牙和切牙的根管治疗

碘仿糊剂比 ZOE 有更佳的吸收性能和消毒性能，但常会使牙冠变色为暗棕色，影响美学效果[30,33,96]。

6.10.2 金属桩

图 6.18 展示了一个右上乳尖牙运用经典的 SURTEX® 齿状预制金属桩的

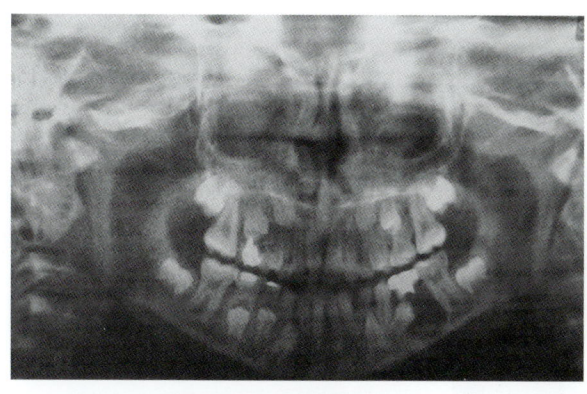

图 6.17　下颌第二乳磨牙根管治疗后引起的根尖周囊肿。牙胚偏向近中。大的囊性病变可能累及了下颌骨下缘 (Courtesy of Emanuel Twito, DMD)

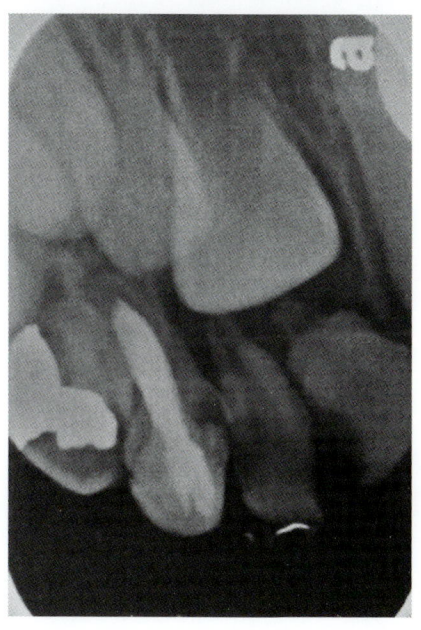

图 6.18 右侧乳尖牙运用经典的 SURTEX® 齿状预制金属桩 (Courtesy of Maya Dotan, DMD)

病例。这种方法在乳牙中是不可行的，因为乳牙根终会吸收，残留的金属桩可能损伤恒牙胚。此外，还可看到桩核未能杜绝微渗漏。根管充填材料会从根管暴露处受冲洗溢出并再次感染。对于无法修复的患牙，首选的治疗方法是拔除。

6.10.3 根管螺旋输送器

根管螺旋输送器是一种带有连续中空螺旋的齿科器械，用于涂布根管内封闭剂或输送糊剂。使用时必须小心，避免螺旋输送器在根管内断裂。临床医生应始终正确使用该器械，尤其是在弯曲的乳牙根管内和器械陈旧时。在根管中有折断器械的情况下，应考虑拔牙或进行密切随访，一旦恒牙胚接近吸收牙根中的螺旋输送器边缘时，应立即拔牙（图6.19）。

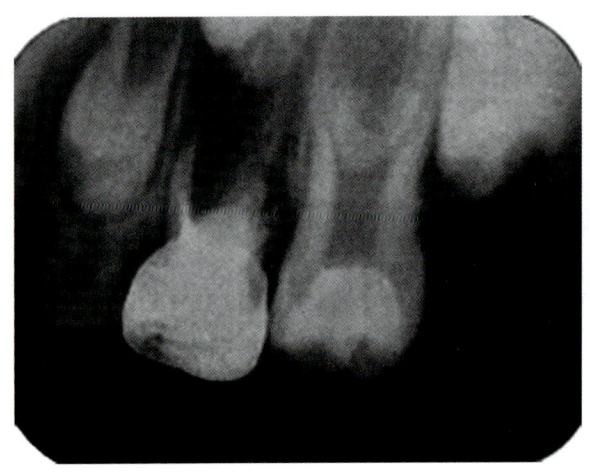

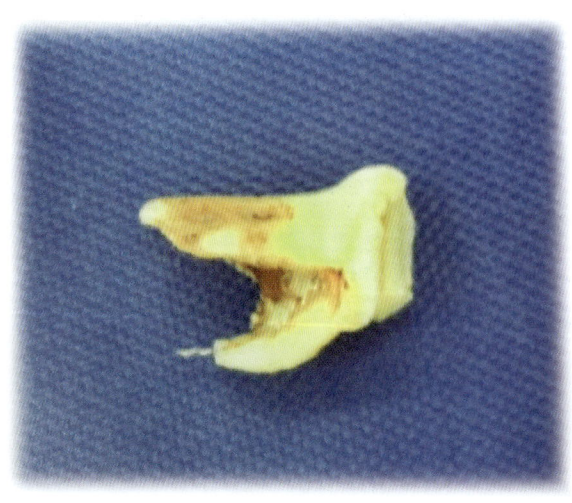

图6.19　A. X线片示RCT治疗后遗留在根管内分离的螺旋输送器。B. 拔除患牙。可见螺旋输送器超出根尖孔外

6.10.4 特纳牙

因上方乳牙根尖周炎症而引起的恒牙牙釉质缺陷称为特纳牙。特纳牙是釉基质在形成过程中受到干扰的结果，相应地导致牙釉质的质量和厚度缺陷（见第 2 章）。乳牙牙髓坏死后根尖周病变导致恒牙特纳牙的现象已有报道[97]。

成功的乳牙 RCT 治疗后，也有极小的可能会导致继承恒牙的发育不全。因为这种可能性，笔者强调定期随访，评估监测治疗后的乳牙（图 6.20）。

6.11 乳磨牙根管治疗的病例

一名 5 岁白人男孩到诊所就诊。患者表现为焦虑和不合作，拒绝口腔检查。父亲代诉"患儿几个星期前有睡眠中疼醒的经历"。口内检查显示右下第一乳磨牙软组织红肿。

拍摄了两张𬌗翼片（未拍摄右下第二乳磨牙的根尖 X 线片）（图 6.21）。

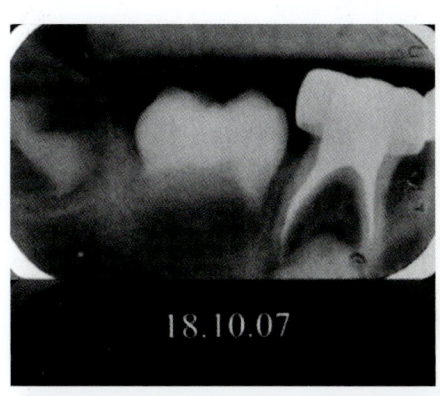

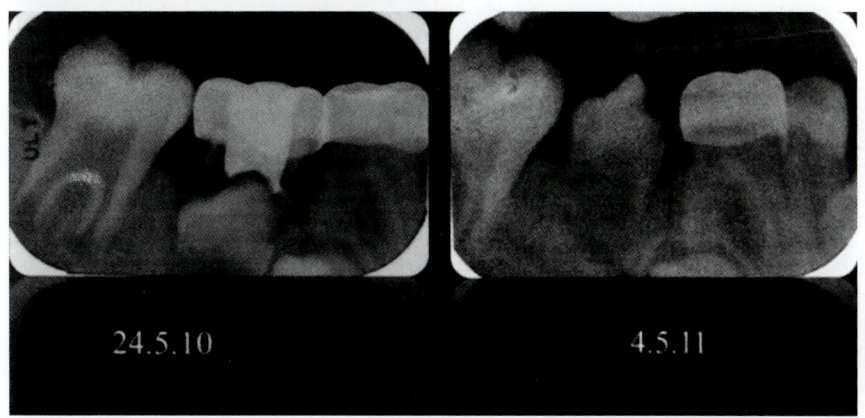

图 6.20　虽然罕见，但在成功的 RCT 治疗后，继承恒牙的发育不全可作为乳牙 RCT 的后遗症而出现 (Courtesy of Gal Wallenstein, DMD)

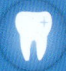

基于疼痛史、临床检查和X线结果，最有可能的诊断是右下第一乳磨牙慢性牙槽脓肿急性发作。

随后，清醒镇静下，我们对右下颌第一乳磨牙进行RCT治疗作为应急处理（图6.22）。由于父母延迟复诊，复诊时再次于清醒镇静下进行左下颌第一乳磨牙RCT作为应急处理（图6.23）。其他龋齿的综合治疗借助了吸入镇静。

在2年9个月后，复诊检查发现有新的龋齿需要治疗，但两颗（双侧下颌第一乳磨牙）RCT后的牙齿未见临床症状或影像学病变（图6.24）。

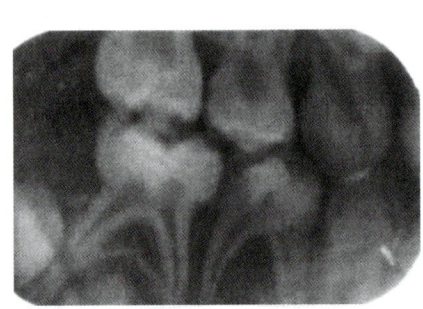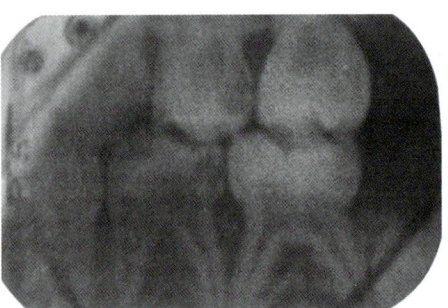

图6.21 患儿首诊时的两张𬌗翼片，摄于2012年8月30日

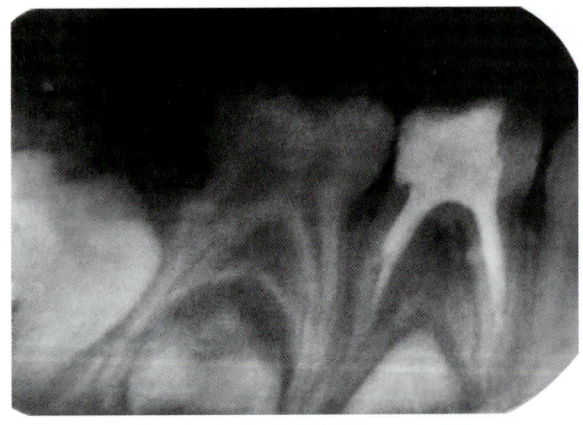

图6.22 RCT作为右下颌第一乳磨牙的应急治疗，摄于2012年8月30日

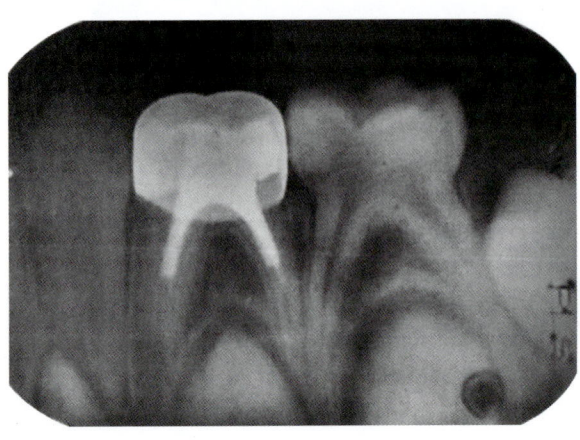

图6.23 左下颌第一乳磨牙RCT术后X线片，摄于2013年5月23日

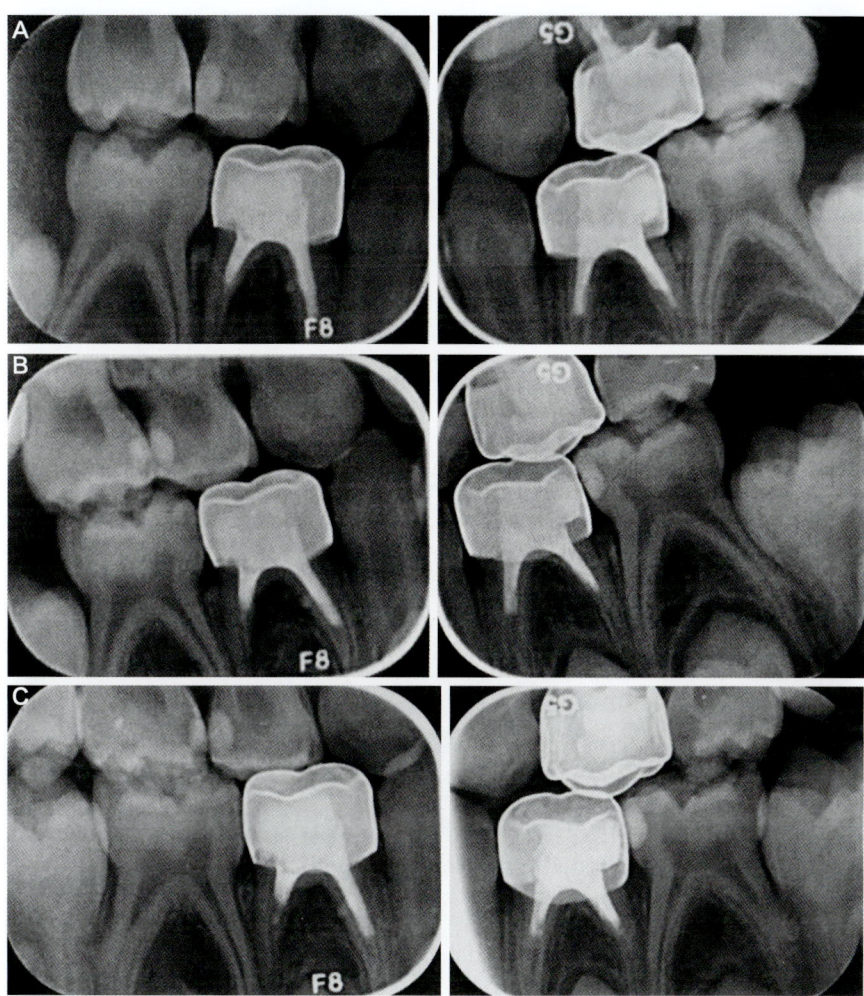

图 6.24 复诊检查发现有新的龋齿需要治疗，但两颗（双侧下颌第一乳磨牙）RCT 后的牙齿未见临床和影像学病变

A. 第一次复诊在治疗后 15 个月；B. 第二次复诊在治疗后的 23 个月，C. 第三次复诊在 RCT 治疗后的 2 年 9 个月

参考文献

[1] Coll JA, Sadrian R. Predicting pulpectomy success and its relationship to exfoliation and suc-cedaneous dentition. Pediatr Dent, 1996, 18(1):57–63.

[2] Low W, Tan S, Schwartz S. The effect of severe caries on the quality of life in young children. Pediatr Dent, 1999,21 (6):325–326.

[3] American Academy of Pediatric Dentistry: guideline on pulp therapy for primary and young permanent teeth. Pediatr Dent, Revised 1998, 200l, 2004, 2009, 2014: 242–250.

[4] Ahmed HMA. Anatomical challenges, electronic working length determination and current developments in root canal preparation of primary molar teeth. Int Endod J. 2013, 46(11): 1011–1022.

[5] Goerig AC, Camp JH. Root canal treatment in primary teeth: a review. Pediatr Dent, 1983, 5(1):33–37.

[6] Cleghorn BM, Boorberg NB, Christie WH. Primary human teeth and their root canal systems. Endod Top, 2010,23(1):6–33.

[7] Zoremchhingi, Joseph T, Varma B,et al. A study of root canal morphology of human primary molars using computerised tomography: an in vitro study. J Indian Soc Pedod Prev Dent, 2005, 23(1):7–12.

[8] Aminabadi NA, Farahani RMZ, Gajan EB. Study of root canal accessibility in human primary molars. J Oral Sci, 2008,50(1):69–74.

[9] Salama FS, Anderson RW, McKnight-Hanes C, et al. Anatomy of primary incisor and molar root canals. Pediatr Dent, 1992,14(2):117–118.

[10] Kramer PF, Faraco Júnior IM, Meira R. A SEM investigation of accessory foramina in the furcation areas of primary molars. J Clin Pediatr Dent, 2003,27(2): 157–161.

[11] Gordon MPJ, Chandler NP. Electronic apex locators. Int Endod J, 2004,37(7):425–437.

[12] Tchaou WS, Turng BF, Minah GE, et al. In vitro inhibition of bacteria from root canals of primary teeth by various dental materials. Pediatr Dent, 1995, 17(5):351–355.

[13] Dummett Jr CO, Kopel H. Pediatric endodontics//Ingle J. Endodontics. Philadelphia: Lea & Febiger, 2002: 861–902.

[14] Fuks AB, Eidelman E, Pauker N. Root fillings with Endoflas in primary teeth: a retrospective study. J Clin Pediatr Dent, 2002,27(1):41–45.

[15] Allen KR. Endodontic treatment of primary teeth. Aust Dent J, 1979,24(5):347–351.

[16] Coll JA, Josell S, Casper JS. Evaluation of a one-appointment formocresol pulpectomy technique for primary molars. Pediatr Dent, 1985,7(2):123–129.

[17] Mesbahi M, Talei S, Mollaverdi F, et al. Comparison of root canal system configuration in primary teeth. Res J Biol Sci, 2010,5(7):488–491.

[18] Lugliè PF, Grabesu V, Spano G, et al. Accessory foramina in the furcation area of primary molars. A SEM investigation. Eur J Paediatr Dent, 2012, 13(4):329–332.

[19] Fuks AB, Guelmann M, Kupietzky A. Current developments in pulp therapy for primary teeth. Endod Top, 2010,23(1):50–72.

[20] Siqueira JF, Rôças IN, Paiva SSM, et al. Bacteriologic investigation of the effects of sodium hypochlorite and chlorhexidine during the endodontic treatment of teeth with apical periodontitis. Oral Surg Oral Med Oral Pathol Oral Radiol Endod, 2007,104(1): 122–130.

[21] Ercan E, Ozekinci T, Atakul F, et al. Antibacterial activity of 2% chlorhexidine gluconate and

5.25% sodium hypochlorite in infected root canal: in vivo study. J Endod, 2004,30(2):84–87.

[22] Zehnder M. Root canal irrigants. J Endod, 2006,32(5):389–398.

[23] Rodd HD, Waterhouse PJ, Fuks AB, et al. Pulp therapy for primary molars. Int J Paediatr Dent, 2006, 16 Suppl 1:15–23.

[24] Mehdipour O, Kleier DJ, Averbach RE. Anatomy of sodium hypochlorite accidents. Compend Contin Educ Dent, 2007,28(10):544–546, 548, 550.

[25] Goswami M, Chhabra N, Kumar G, et al. Sodium hypochlorite dental accidents. Paediatr Int Child Health, 2014,34(1):66–69.

[26] Klein U, Kleier DJ. Sodium hypochlorite accident in a pediatric patient. Pediatr Dent, 2013, 35(7): 534–538.

[27] Zhu W, Gyamfi J, Niu L, et al. Anatomy of sodium hypochlorite accidents involving facial ecchymosis a review. J Dent, 2013,41(11):935–948.

[28] Fedorowicz Z, Nasser M, Sequeira-Byron P, et al. Irrigants for non-surgical root canal treatment in mature permanent teeth. Cochrane Database Syst Rev, 2012,9:CD008948.

[29] Fuks AB, Eidelman E. Pulp therapy in the primary dentition. Curr Opin Dent, 1991, 1 (5):556–563.

[30] Mortazavi M, Mesbahi M. Comparison of zinc oxide and eugenol, and Vitapex for root canal treatment of necrotic primary teeth. Int J Paediatr Dent, 2004, 14(6):417–424.

[31] Ozalp N, Saroǧlu I, Sönmez H. Evaluation of various root canal filling materials in primary molar pulpectomies: an in vivo study. Am J Dent, 2005, 18(6):347–350.

[32] Siqueira JF, Lopes HP. Mechanisms of antimicrobial activity of calcium hydroxide: a critical review. Int Endod J, 1999,32(5):361–369.

[33] Barja-Fidalgo F, Moutinho-Ribeiro M, Oliveira MAA, et al. A systematic review of root canal filling materials for deciduous teeth: is there an alternative for zinc oxide-eugenol? ISRN Dent, 2011, 2011:367–318.

[34] Reddy S, Ramakrishna Y. Evaluation of anfimicrobial efficacy of various root canal filling materials used in primary teeth: a microbiological study. J Clin Pediatr Dent, 2007, 31 (3): 193–198.

[35] Subramaniam P, Gilhotra K. Endofias, zinc oxide eugenol and metapex as root canal filling materials in primary molars-a comparative clinical study. J Clin Pediatr Dent, 2011, 35(4):365–369.

[36] Tchaou WS, Turng BF, Minah GE, et al. Inhibition of pure cultures of oral bacteria by root canal filling materials. Pediatr Dent, 1996, 18(7):444.

[37] Kubota K, Golden BE, Penugonda B. Root canal filling materials for primary teeth: a review of the literature. ASDC J Dent Child, 1992,59(3):225–227.

[38] Chen J-W, Jorden M. Materials for primary tooth pulp treatment: the present and the future. Endod Top, 2010,23(1):41–49.

[39] Rifkin A. The root canal treatment of abscessed primary teeth-a three to four year follow-up.

ASDC J Dent Child, 1982,49(6):428–431.

[40] Garcia-Godoy F. Evaluation of an iodoform paste in root canal therapy for infected primary teeth. ASDC J Dent Child, 1987,54(1):30–34.

[41] Rifkin A. A simple, effective, safe technique for the root canal treatment of abscessed primary teeth. ASDC J Dent Child, 1980,47(6):435–441.

[42] Sadrian R, Coll JA. A long-term followup on the retention rate of zinc oxide eugenol filler after primary tooth pulpectomy. Pediatr Dent, 1993,15(4):249–253.

[43] Barker BC, Lockett BC. Endodonfic experiments with resorbable paste. Aust Dent J, 1971, 16(6): 364–372.

[44] Primosch RE, Glomb TA, Jerrell RG. Primary tooth pulp therapy as taught in predoctoral pediatric dental programs in the United States. Pediatr Dent, 1997,19(2):118–122.

[45] Dunston B, Coll JA. A survey of primary tooth pulp therapy as taught in US dental schools and practiced by diplomates of the American Board Of Pediatric Dentistry. Pediatr Dent, 2008,30(1):42–48.

[46] Barcelos R, Santos MPA, Primo LG, et al. ZOE paste pulpectomies outcome in primary teeth: a systematic review. J Clin Pediatr Dent, 2011, 35(3):241–248.

[47] Nurko C, Ranly DM, García-Godoy F, et al. Resorption of a calcium hydroxide/iodoform paste (Vitapex) in root canal therapy for primary teeth: a case report. Pediatr Dent, 2000,22(6):517–520.

[48] Hegde S, Lala PK, Dinesh RB, et al. An in vitro evaluation of antimicrobial efficacy of primary root canal filling materials. J Clin Pediatr Dent, 2012,37(1):59–64.

[49] Mass E, Zilberman UL. Endodontic treatment of infected primary teeth, using Maisto's paste. ASDC J Dent Child, 1989,56(2):117–120.

[50] Reddy VV, Fernandes. Clinical and radiological evaluation of zinc oxide-eugenol and Maisto's paste as obturafing materials in infected prim/try teeth-nine months study. J Indian Soc Pedod Prev Dent, 1996,14(2):39–44.

[51] Holan G, Fuks AB. A comparison of pulpectomies using ZOE and KRI paste in primary molars: a retrospective study. Pediatr Dent, 1993, 15(6):403–407.

[52] Wright ILl, Barbosa SV, Araki K, et al. In vitro antimicrobial and cytotoxic effects of Kri 1 paste and zinc oxide-eugenol used in primary tooth pulpectomies. Pediatr Dent, 1994, 16(2): 102–106.

[53] Mente J, Seidel J, Buchalla W, et al. Electronic determination of root canal length in primary teeth with and without root resorption. Int Endod J, 2002,35(5):447–452.

[54] Kielbassa AM, Muller U, Munz I, et al. Clinical evaluation of the measuring accuracy of ROOT ZX in primary teeth. Oral Surg Oral Med Oral Pathol Oral Radiol Endod, 2003, 95(1):94–100.

[55] Beltrame APCA, Triches TC, Sartori N, et al. Electronic determination of root canal working length in primary molar teeth: an in vivo and ex vivo study. Int Endod J, 2011, 44(5):402–406.

[56] Silva LAB, Leonardo MR, Nelson-Filho P, et al. Comparison of rotary and manual instrumentation techniques on cleaning capacity and instrumentation time in deciduous molars. J Dent Child (Chic), 2004,71 (1):45–47.

[57] Canoglu H, Tekcicek MU, Cehreli ZC. Comparison of conventional, rotary, and ultrasonic preparation, different final irrigation regimens, and 2 sealers in primary molar root canal therapy. Pediatr Dent, 2006,28(6):518–523.

[58] Crespo S, Cortes O, Garcia C, et al. Comparison between rotary and manual instrumenta-tion in primary teeth. J Clin Pediatr Dent, 2008,32(4):295–298.

[59] Pinheiro SL, Araujo G, Bincelli I, et al. Evaluation of cleaning capacity and instrumentation time of manual, hybrid and rotary instrumentation techniques in primary molars. Int Endod J, 2012,45(4):379–385.

[60] Seraj B, Ramezani G, Ghadimi S, et al. In-vitro comparison of instrumentation time and cleaning capacity between endodontic handpiece and manual preparation techniques in primary molar teeth. Minerva Stomatol, 2013,62(1 - 2):17–22.

[61] Ochoa-Romero T, Mendez-Gonzalez V, Flores-Reyes H, et al. Comparison between rotary and manual techniques on duration of instrumentation and obturation times in primary teeth. J Clin Pediatr Dent, 2011, 35(4):359–363.

[62] Miles JJ, Bulek AM, Cole DK, et al. Genetic and structural basis for selection of a ubiquitous T cell receptor deployed in Epstein-Barrvirus infection. PLoS Pathog, 2010,6(11): 1–15.

[63] Barr ES, Kleier DJ, Barr NV. Use of nickel-titanium rotary files for root canal preparation in primary teeth. Pediatr Dent, 2000,22(1):77–78.

[64] Soares F, Varella CH, Pileggi R, et al. Impact of Er, Cr:YSGG laser therapy on the cleanliness of the root canal walls of primary teeth. J Endod, 2008,34(4):474–477.

[65] Katz A, Mass E, Kaufman AY. Electronic apex locator: a useful tool for root canal treatment in the primary dentition. ASDC J Dent Child, 1996,63(6):414–417.

[66] Oznurhan F, Ünal M, Kapdan A, et al. Clinical evaluation of apex locator and radiography in primary teeth. Int J Paediatr Dent, 2015,25(3): 199–203.

[67] Topaloglu-Ak A, Aykut Yetkiner A, Güniz Baksi B, et al. Ex vivo comparison of radiographic and electronic root canal length measurements in primary molars. Eur J Paediatr Dent, 2015, 16(2): 149–153.

[68] Ahmad IA, Pani SC. Accuracy of electronic apex locators in primary teeth: a meta-analysis. Int Endod J, 2015,48(3):298–307.

[69] Damle SG, Nadkarni UM. Calcium hydroxide and zinc oxide eugenol as root canal filling materials in primary molars: a comparative study. Aust Endod J, 2005,31 (3): 114–119.

[70] Mani SA, Chawla HS, Tewari A, et al. Evaluation of calcium hydroxide and zinc oxide eugenol as root canal filling materials in primary teeth. ASDC J Dent Child, 2000,67(2): 142–147, 183.

[71] Trairatvorakul C, Chunlasikaiwan S. Success of pulpectomy with zinc oxide-eugenol vs calcium hydroxide/iodoform paste in primary molars: a clinical study. Pediatr Dent, 2008, 30(4):303–308.

[72] Jokinen MA, Kotilainen R, Poikkeus P, et al. Clinical and radiographic study of pulpectomy and root canal therapy. Scand J Dent Res, 1978,86(5):366–373.

[73] Flaitz CM, Barr ES, Hicks MJ. Radiographic evaluation of pulpal therapy for primary anterior teeth. ASDC J Dent Child, 1989,56(3): 182–185.

[74] Barr ES, Flatiz CM, Hicks MJ. A retrospective radiographic evaluation of primary molar pulpectomies. Pediatr Dent, 1991,13(1):4–9.

[75] Yacobi R, Kenny DJ, Judd PL, et al. Evolving primary pulp therapy techniques. J Am Dent Assoc, 1991, 122(2):83–85.

[76] Payne RG, Kenny DJ, Johnston DH, et al. Two-year outcome study of zinc oxide-eugenol root canal treatment for vital primary teeth. J Can Dent Assoc, 1993,59(6):528–530, 533–536.

[77] Primosch RE, Ahmadi A, Setzer B, et al. A retrospective assessment of zinc oxide-eugenol pulpectomies in vital maxillary primary incisors successfully restored with composite resin crowns. Pediatr Dent, 2005, 27(6):470–477.

[78] Moskovitz M, Sammara E, Holan G. Success rate of root canal treatment in primary molars. J Dent, 2005,33(1):41–47.

[79] Coll JA, Josell S, Nassot S, et al. An evaluation of pulpal therapy in primary incisors. Pediatr Dent, 1988, 10(3): 178–184.

[80] Reyes AD, Reina ES. Root canal treatment in necrotic primary molars. J Pedod, 1989, 14(1):36–39.

[81] Thomas AM, Chandra S, Pandey RK. Elimination of infection in pulpectomized deciduous teeth: a short-term study using iodoform paste. J Endod, 1994,20(5):233–235.

[82] Smaïl-Faugeron V, Courson F, Durieux P, et al. Pulp treatment for extensive decay in primary teeth. Cochrane Database Syst Rev, 2014,8:CD003220.

[83] Rewal N, Thakur AS, Sachdev V, et al. Comparison of endoflas and zinc oxide eugenol as root canal filling materials in primary dentition. J Indian Soc Pedod Prev Dent, 2014,32(4):317–321.

[84] Cope A, Francis N, Wood F, et al. Systemic antibiotics for symptomatic apical periodontitis and acute apical abscess in adults. Cochrane Database Syst Rev, 2014,6:CD010136.

[85] Nagle D, Reader A, Beck M, et al. Effect of systemic penicillin on pain in untreated irreversible pulpitis. Oral Surg Oral Med Oral Pathol Oral Radiol Endod, 2000,90(5):636–640.

[86] Fouad AF, Rivera EM, Walton RE. Penicillin as a supplement in resolving the localized acute apical abscess. Oral Surg Oral Med Oral Pathol Oral Radiol Endod, 1996,81 (5):590–595.

[87] Colgan R, Powers JH. Appropriate antimicrobial prescribing: approaches that limit antibiotic resistance. Am Fam Physician, 2001, 64(6):999–1004.

[88] Moskovitz M, Tickotsky N, Ashkar H, et al. Degree of root resorption after root canal treatment

with iodoform-containing filling material in primary molars. Quintessence Int, 2012,43(5):361–368.

[89] Haralabakis NB, Yiagtzis SC, Toutountzakis NM. Premature or delayed exfoliation of deciduous teeth and root resorption and formation. Angle Orthod, 1994,64(2): 151–157.

[90] Jerrell RG, Ronk SL. Developmental arrest of a succedaneous tooth following pulpectomy in a primary tooth. J Pedod, 1982,6(4):337–342.

[91] Tannure PN, Fidalgo TK, Barcelos R, et al. Ectopic eruption of permanent incisors after predecessor pulpectomy: five cases. Gen Dent, 2011, 59(4): 162–167.

[92] Moskovitz M, Yahav D, Tickotsky N, et al. Long-term follow up of root canal treated primary molars. Int J Paediatr Dent, 2010,20(3):207–213.

[93] Petel R, Moskovitz M, Tickotsky N, et al. Cytotoxicity and proliferative effects of Iodoform-containing root canal-filling material on RAW 264.7 macrophage and RKO epithelial cell lines. Arch Oral Biol, 2013,58:75–81.

[94] Rimondini L, Baroni C. Morphologic criteria for root canal treatment of primary molars under-going resorption. Endod Dent Traumatol, 1995, 11 (3): 136–141.

[95] Weiss EI, Shalhav M, Fuss Z. Assessment of antibacterial activity of endodontic sealers by a direct contact test. Endod Dent Traumatol, 1996, 12(4): 179–184.

[96] Nurko C, Garcia-Godoy F. Evaluation of a calcium hydroxide/iodoform paste (Vitapex) in root canal therapy for primary teeth. J Clin Pediatr Dent, 1999,23(4):289–294.

[97] Geetha Priya PR, John JB, Elango I. Turner's hypoplasia and non-vitality: a case report of sequelae in permanent tooth. Contemp Clin Dent, 2010, 1 (4):251–254.

[98] Ramar K, Mungara J. Clinical and radiographic evaluation of pulpectomies using three root canal filling materials: an in-vivo study. J Indian Soc Pedod Prey Dent, 2010,28(1):25–29.

（肖　刚　译，李扬程　郭青玉　审）

第7章
牙髓治疗后的修复

Kevin J. Donly, Jungyi Alexis Liu

7.1 引　言

　　牙髓治疗后选择恰当的修复方式对维持患牙的远期疗效至关重要。在选择最终的修复方式上临床医生需要考虑很多因素，例如：患牙在牙弓中的位置，患牙需要承受的咀嚼力量，最终修复体的美学期望等。去净龋坏组织后，余留牙体组织的量十分重要，临床医生必须谨记牙髓治疗后的临床牙冠脆性增加，更易折裂。

　　遗憾的是，目前没有合理的前瞻性随机对照临床研究比较乳牙牙髓治疗后各种全冠修复治疗的预后。比较未经乳牙牙髓治疗行冠修复预后的相关研究则更为鲜见。因此，笔者主要依赖回顾性研究和病例报道等有限的信息，结合合理的数据推算，对如何选择合适的修复方式提出建议。

　　由于经济因素、行为因素、社会障碍等因素，很多随机对照试验在低龄儿童人群中难以实施。本章主要讨论牙髓治疗后牙体修复治疗的几种方法以及各自的理论基础。

K.J. Donly, DDS, MS　J.A. Liu, DDS, MS
Department of Developmental Dentistry School of Dentistry, University of Texas Health
Science Center at San Antonio, 7703 Floyd Curl Drive, San Antonio, TX 78229, USA
e-mail: donly@uthscsa.edu; liuja@uthscsa.edu

7.2 乳前牙修复治疗

7.2.1 不锈钢冠

为了防止大面积缺损及牙髓治疗后的乳前牙折裂，不锈钢冠已应用多年[1]。这类全冠修复体的适应证包括：由于龋坏的部位或低龄儿童的不合作行为导致隔湿困难的前牙；前牙龋坏累及切缘；前牙广泛的牙颈部病损或牙釉质脱矿；前牙多个牙面的龋坏；牙髓治疗后的前牙等[2]。即使在剩余牙体组织较少的情况下，前牙不锈钢冠边缘密合，耐磨损，仍然可以有效地抗折。尽管不锈钢冠坚固耐用，很多患儿和家长对其银色外观不甚满意。开面不锈钢冠技术弥补了这一缺点，使用与牙体颜色相近的树脂取代原来唇面的金属，大大提高了美观效果（图 7.1）。

7.2.2 树脂贴面金属冠

与不锈钢冠比较，乳前牙使用树脂贴面金属冠修复的优点是美观效果好[3]，耐用且固位良好，其适应证为：累及多个牙面且龋坏严重的乳前牙；牙髓治疗

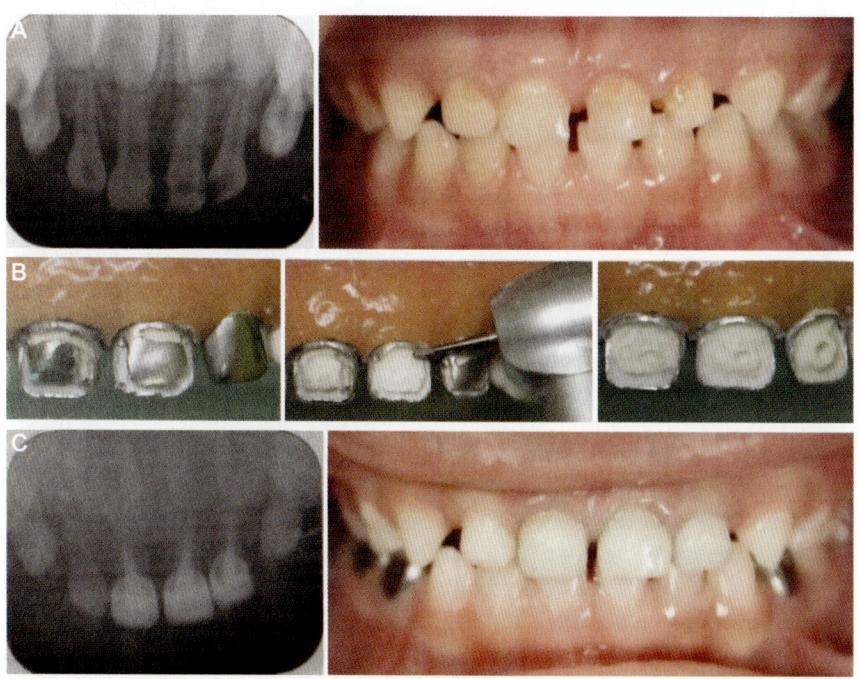

图 7.1　A.上颌乳中切牙和左侧乳侧切牙深龋伴牙髓炎症状。B.使用 330# 车针去除不锈钢冠的唇侧金属面，预备倒凹，以增加树脂固位。C.牙髓摘除术后开面不锈钢冠修复乳切牙

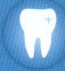

后的乳前牙；对前牙修复美观要求较高的患者。与透明树脂冠相比，树脂贴面金属冠要求的牙体预备量更多，但是在透明树脂冠难以就位时也不失为一种可供选择的修复方式。这种冠最常见的问题是贴面的折裂或整个贴面脱落。如果唇侧贴面有裂痕或破损，难以用树脂重新修复（图 7.2）。为了达到美观效果，最好的方式是更换新的树脂贴面金属冠。这种前牙全冠修复体的唇面不能缩颈，缩颈会加剧树脂折断或部分折裂的风险。因此，树脂贴面金属冠的固位主要依赖于牙齿舌面的缩颈。由于牙体预备和修整耗时较长，树脂贴面金属冠不推荐用于不合作的低龄儿童。

通过循证医学的方法评价乳前牙全冠修复的临床效果[4]，发现仅有少量的文献报道了患儿父母对树脂贴面金属冠的满意度和临床修复效果的成功率[5,6]。

在这些研究中，患儿家长对两种不同树脂面的预成冠更为满意，即使有30%~40% 冠会出现部分或全部树脂面的丧失。在另一项戴冠后平均随访时间为13 个月的研究中，Champagne 等发现 93% 的患者家长比较满意[7]。MacLean 等的一项回顾性研究显示，在 12.9 个月的平均随访时间内，前牙树脂贴面金属冠修复的成功率高达 91%[8]。

7.2.3 透明树脂冠

透明树脂冠作为一种用于乳前牙修复的全冠，临床应用已经超过40 年[2,9]。将树脂填入预成形的乳牙赛璐珞冠，然后就位于牙体预备后的乳牙，以获得较好的美观效果[10]。为保证修复成功，要求有足够的剩余牙体组织，或者患牙需要先用树脂或玻璃离子充填作为全冠的基衬，以达到足够的酸蚀和粘接面积。为了避免树脂粘接后的边缘微渗漏，牙体预备后的隔湿十分重要。

以下是 3 项以临床表现和影像学检查结果评价乳前牙透明树脂冠成功率的回顾性研究[11-13]。Kupietzky 等对 40 例儿童的 112 颗透明树脂冠修复的患牙进行随访，平均观察期 18 个月的，保留率为88%，没有修复体完全脱落，仅 12% 的修复体有少量树脂材料脱落[11]。在 Kupietzky 等的另一项平均观察期为 31.3 个月的研究中，52 例儿童的 145 颗透明树脂冠的保存率为 80%，另外

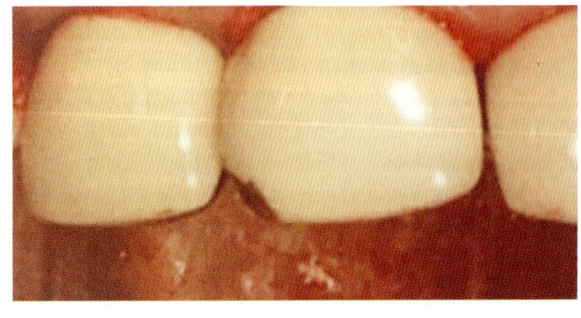

图 7.2　右上颌乳中切牙树脂贴面金属冠的缺损

20% 的修复体有少量树脂材料脱落，没有修复体完全脱落。影像学检查发现其中仅有 2 颗患牙在修复后出现牙髓病变[12]。在 Ram 和 Fuks 的回顾性研究中，对年龄为 22~48 个月的儿童共 200 颗透明树脂冠随访观察 24 个月，成功率超过 80%。研究指出，治疗前患牙龋坏的牙面数将影响治疗效果，多个牙面龋坏的乳中切牙修复失败率较高[13]。总之，以上研究结果表明，在平均随访时间为 18~31 个月内，用透明树脂冠修复乳前牙能够取得令人满意的成功率。

全身麻醉下的儿童口腔治疗技术开展以来，有关透明树脂冠修复治疗成功率的报道越来越多，其随访时间从 6 个月到 2 年[14-18]。O'Sullivan 和 Curzon 的研究中纳入了 80 例接受全麻下口腔治疗的儿童，经过至少两年的随访观察，共计 16 颗透明树脂冠的成功率为 100%[14]。Su 和 Chen 回顾了全麻下完成的 38 例儿童共 50 例透明树脂冠修复体，术后一年的失败率为 22%[15]。在 Eidelman 等的回顾性研究中，34 例儿童在全麻下完成透明树脂冠修复，术后一年的成功率为 90%；作为对照组的镇静下口腔治疗成功率为 63%[16]。在 Tate 等的研究中，63 例患者接受全麻下口腔治疗，术后 6 个月的失败率为 51%[17]。Al-Eheideb 和 Herman 对 54 例儿童全麻下口腔治疗效果进行评估，6~27 个月的随访期内 23 例透明树脂冠的失败率为 30%[18]。值得注意的是，根据 Kupietzky 等的报道，使用碘仿糊剂充填根管再使用透明树脂冠修复的牙齿，会出现修复体着色的现象[11]。

7.2.4 氧化锆冠

氧化锆冠是一种相对较新的儿童口腔修复技术[19-21]。

这种全冠坚固、耐用且兼有美观效果好的优点（图 7.3）。这类全牙冠覆盖修复技术适用于严重龋坏或牙髓治疗后的牙齿。

由于预成的氧化锆冠不能缩颈，因此，对于一个成功的修复体来说，牙体预备和隔湿患牙至关重要。隔湿患牙是为了避免牙体组织污染而达到一个良好的粘接。相关的纵向研究将会给出氧化锆全冠修复体成功率的更多信息。

7.3 乳磨牙的修复治疗

7.3.1 不锈钢冠

不锈钢冠适用于严重龋坏、多个牙面龋坏和牙髓治疗后乳磨牙的修复治疗，已成为一种常规的修复治疗方法[22-24]。对于严重破坏的牙齿和牙髓治疗后容易折裂的牙齿，不锈钢冠是一种优良的全牙冠覆盖修复技术，不仅能增强牙齿强度（图 7.4），而且边缘密合性良好，可以预防因边缘微渗漏导致的修复失败。

病例 7.2 乳中切牙氧化锆全冠修复

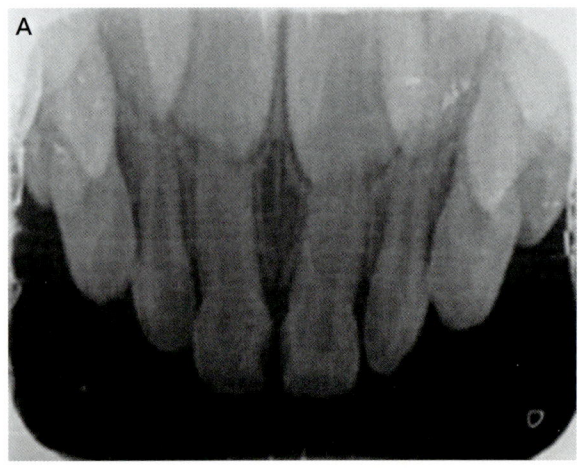

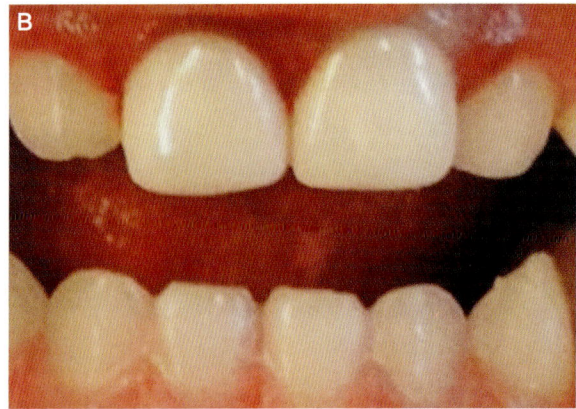

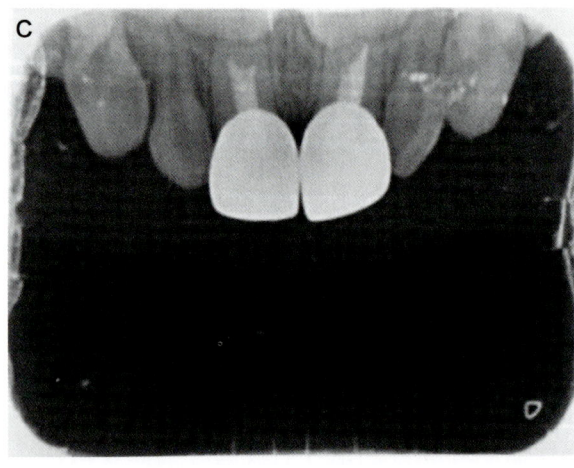

图 7.3 上颌乳中切牙深龋伴有夜间疼痛。牙髓摘除术后氧化锆冠修复 A.治疗前 X 线根尖片；B.治疗完成后的口内像；C.治疗完成后的 X 线根尖片（Yi-Hsuan Liu 博士提供照片）

病例7.3　乳磨牙不锈钢冠修复

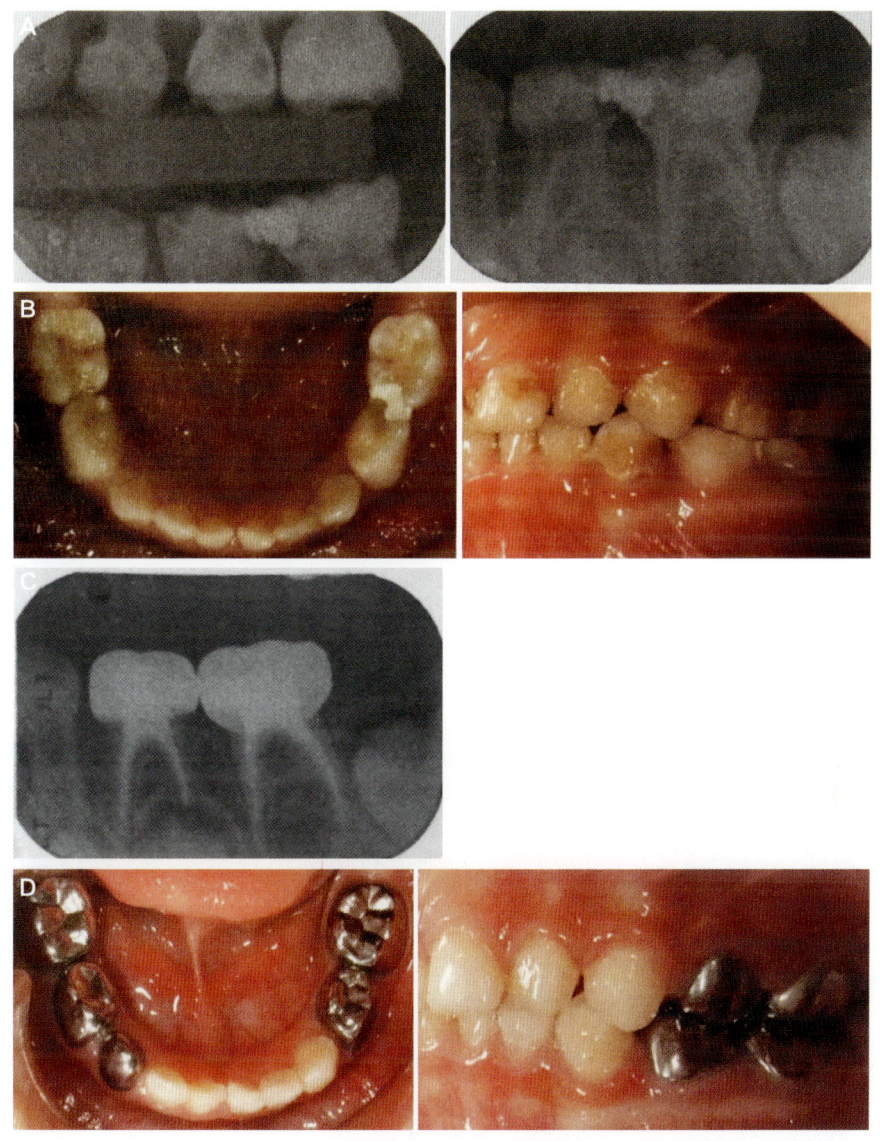

图7.4　A. 左下颌第一和第二乳磨牙深龋伴有自发性疼痛。牙髓摘除术后行不锈钢冠修复。B. 治疗前口内像。C. 治疗后的X线根尖片。D. 所有治疗完成后的口内像

　　大量的回顾研究对比了不锈钢冠与修复材料的长期预后。Robrets等认为，使用不锈钢冠修复乳磨牙大面积缺损的效果优于树脂改良型玻璃离子水门汀。对小的Ⅰ类洞和Ⅱ类洞修复，树脂改良型玻璃离子水门汀充填窝洞的效果就比较理想[25]。与多个牙面银汞合金充填修复的效果比较，不锈钢冠修复乳磨牙后的使用寿命更长，并且降低了再次治疗率[26-31]。

　　一篇系统评价采用不同方式修复乳磨牙后，咬合面上的应力分布及其使用

寿命。结果表明，对于多个牙面龋坏的乳磨牙，不锈钢冠是最佳修复方式；对于龋坏面积小的乳磨牙，有粘接性的材料进行充填修复也是比较成功的[32]。

在一项回顾性研究中，将 141 颗牙髓切断术后的乳磨牙分为两组，分别使用银汞合金充填修复和不锈钢冠修复，随访观察期为 6~103 个月[33]。结果表明，术后两年内自然脱落的牙齿中，单一牙面即咬合面的修复，不锈钢冠的效果优于银汞合金充填。在其他的回顾性研究中发现，牙髓切断术或间接牙髓治疗的治疗成功率很大程度上取决于修复方式[33-37]，而即刻使用不锈钢冠修复可以显著增加牙髓切断术或间接牙髓治疗后牙齿的保存率。

7.3.2 树脂贴面金属冠

乳磨牙树脂贴面金属冠用于乳磨牙的美学修复。两个临床随机对照研究评价树脂贴面金属冠修复成功率。Leith 等报道，使用树脂贴面金属冠修复乳磨牙后 12 个月有 81% 的树脂贴面完好；3 年后仍有 53% 的树脂贴面完好[39]，患儿家长对树脂贴面金属冠的美观效果十分满意[38]。

Ram 等比较了 10 例不锈钢冠和 10 例树脂贴面金属冠修复的长期效果[40]。结果发现，所有的树脂贴面均有部分剥脱；然而这种冠修复体在口内仍能行使良好的功能，并且修复体周围的牙周组织健康。

因此，与传统的不锈钢冠相比，树脂贴面金属冠可以作为一种替代的修复方式，不足之处就是可能存在树脂贴面的剥脱。冠边缘缩颈后，可能损伤树脂贴面。因此，为提高修复的成功率，必须进行精确的预备牙体，以便适应贴面不锈钢冠的大小。

7.3.3 复合树脂充填

尽管大多数回顾性研究建议，对大面积龋坏或牙髓治疗后的牙齿应使用不锈钢冠修复；但是，有些研究表明，在一些特定的情况下也可以选择复合树脂充填修复。Atieh 等设计了一项为期两年的临床随机对照试验，发现不锈钢冠和复合树脂充填（树脂改良玻璃离子水门汀和复合树脂的三明治充填技术）用于牙髓切断术后乳磨牙修复的成功率均超过 90%，二者之间无统计学差异[41]。

以下的一些研究是有关乳磨牙牙髓切断术后使用复合树脂充填修复治疗成功的临床评价数据[42-45]。Zulfikaroglu 等采用临床随机对照试验比较了 75 例乳磨牙牙髓切断术后的不同修复方式，随访观察 12 个月发现Ⅱ类洞复合树脂充填修复的成功率为 81%[42]。在另一项临床对照研究中，对 84 例儿童口腔中的 100 个Ⅱ类洞使用复合树脂充填，另外 100 个Ⅱ类洞使用多元酸改良的复合树脂充填。24 个月后发现，未失访的 80 个复合树脂修复体 100% 无继发龋，72 个多元酸改良的复合树脂修复体 97.2% 无继发龋。X 线检查发现 2% 的复合树脂修复体和 17% 的多元酸改良的复合树脂修复体存在牙根吸收或冠周牙槽骨吸收，最终导致牙齿拔除 [43]。Guelmann 等对两项实验室研究、三项回顾性研究和四项前瞻性临床实验进行系统回顾，结果表明乳磨牙牙髓切断术后复合树脂充填可以作为不锈钢冠的替代修复方式 [44]。Caced 在一篇回顾性研究中评价了乳磨牙牙髓切断术后树脂充填的效果，这些病例选自 2~11 岁儿童，共计 51 颗患牙，随访时间为 12~54 个月。结果显示无论是 Ⅰ 类洞或 Ⅱ 类洞，使用复合树脂充填后均可以获得牙髓切断术的成功 [45]。

在 Guelmann 等的回顾性研究中，采用影像学检查评价乳磨牙牙髓切断术后复合树脂充填效果，结果表明复合树脂充填的成功率仅次于不锈钢冠 [46]。

Hutcheson 等发表了一篇随机对照临床研究，比较多牙面龋在 MTA 牙髓切断术后使用复合树脂充填或不锈钢冠修复的疗效，尽管 12 个月后所有的修复体都是成功的，但是树脂充填的牙齿出现变色，因此不能认为树脂充填的美观效果优于不锈钢冠修复。

7.3.4 氧化锆冠

乳磨牙还可以选择氧化锆冠进行修复（图 7.5）。这种后牙全冠适用于严重龋坏的牙齿，多个牙面龋坏和牙髓治疗后的牙齿。使用氧化锆冠时应注意以下两点：牙体预备要求向𬌗方轻微聚合；牙齿的隔湿至关重要，粘接时必须保持牙面干燥。目前尚无关于氧化锆冠修复乳磨牙效果的数据，无论是否经过牙髓治疗。笔者期待未来氧化锆冠用于乳磨牙修复成功率的报道。

7.4 儿童全麻下口腔修复治疗的预后

全麻下口腔治疗的适应证为：口内龋坏牙数量较多的儿童；不能配合常规治疗的低龄儿童或特需儿童。回顾全麻下口腔治疗效果发现，相对于银汞合金和复合树脂，不锈钢冠修复多牙面龋坏成功率更高且维持时间更长 [18,48,49]。因此，美国儿童口腔医学会（AAPD）建议使用不锈钢冠修复严重龋坏、多面龋以及龋易感儿童的患牙 [22,24]。

7.5 恒磨牙的修复治疗

在儿童口腔临床工作中，恒磨牙的修复常见于牙髓治疗术后或磨牙、切牙

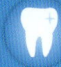
病例 7.4　乳磨牙氧化锆冠修复

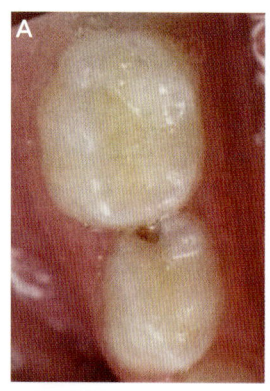
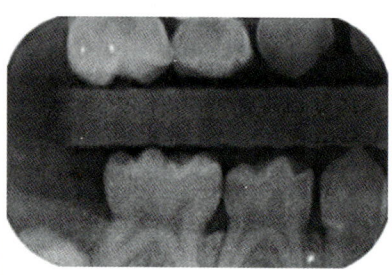

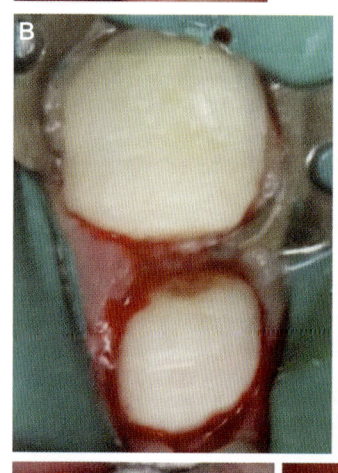
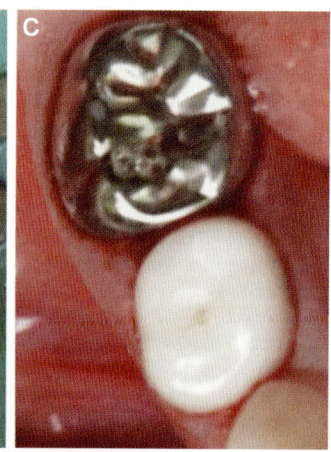

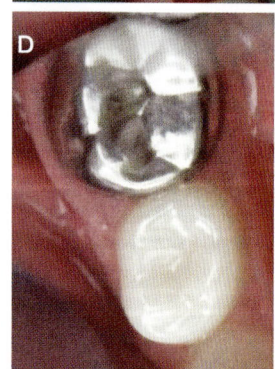
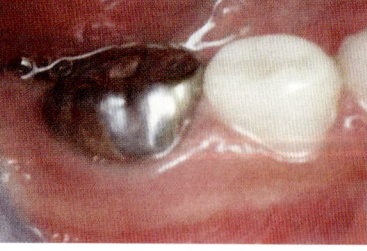

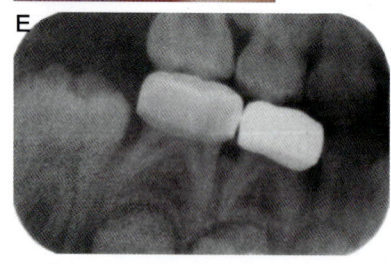

图 7.5　A. 无临床症状的右下颌第一乳磨牙深龋术前口内像和粭翼片。B. 间接牙髓治疗：牙体预备后在近髓处保留少量龋坏牙本质，上方放置氢氧化钙。C. 氧化锆全冠修复后口内像。D. 右下颌第一乳磨牙间接牙髓治疗 12 月后口内像。E. 治疗 12 月后随访的粭翼片

矿化不全（MIH）。青少年患者牙髓治疗后的牙齿常规使用不锈钢冠进行修复。当患者成年并且恒牙全部萌出，可以使用金冠、烤瓷冠、全瓷冠或氧化锆冠代替不锈钢冠。经过儿童口腔修复治疗研讨会，AAPD建议使用不锈钢冠对青少年的恒磨牙进行全冠修复[24]。

氧化锆冠是根据经过牙体预备恒磨牙的标准尺寸预制的，美观效果较好。临床上可以根据生产厂家所提供的指南，进行氧化锆冠的牙体预备。

参考文献

[1] Waggoner WE. Restorative dentistry for the primary dentition//Casamassimo PS, Fields H, McTigue D, et al. Pediatric dentistry: infancy through adolescence. 5th ed. Philadelphia: WB Saunders Co/Elsevier Inc, 2013: 304–332.

[2] Waggoner WF. Restoring primary anterior teeth. Pediatr Dent, 2002,24:511–516.

[3] Croll TP, Helpin M. Preformed resin-veneered stainless steel crowns for restoration of primary incisors. Quintessence Int, 1996,27:309–313.

[4] Waggoner WF. Anterior crowns for primary anterior teeth: an evidence based assessment of the literature. Eur Arch Paediatr Dent, 2006,7:53–57.

[5] Roberts C, Lee JY, Wright JT. Clinical evaluation of and parental satisfaction with resin-faced stainless steel crowns. Pediatr Dent, 2001, 23:28–31.

[6] Shah PV, Lee JY, Wright JT. Clinical success and parental satisfaction with anterior preveneered primary stainless steel crowns. Pediatr Dent, 2004,26:391–395.

[7] Champagne C, Waggoner WF, Ditmyer M, et al. Parental satisfaction with preveneered stainless steel crowns for primary anterior teeth. Pediatr Dent, 2007, 29:465–469.

[8] MacLean JK, Champagne CE, Waggoner WF, et al. Clinical outcomes for primary teeth treated with preveneered stainless steel crowns. Pediatr Dent, 2007, 29:377–381.

[9] Lee JK. Restoration of primary anterior teeth: review of the literature. Pediatr Dent, 2002, 24:506–510.

[10] Webber DL, Epstein NB, Wong JW, et al. A method of restoring primary anterior teeth within the aid of a celluloid crown form and composite resins. Pediatr Dent, 1979, 1:244–246.

[11] Kupietzky A, Waggoner WF, Galea J. The clinical and radiographic success of bonded resin composite strip crowns for primary incisors. Pediatr Dent, 2003,25:77–78.

[12] Kupietzky A, Waggoner WF, Galea J. Long-term photographic and radiographic assessment of bonded resin composite strip crowns for primary incisors: results after 3 years. Pediatr Dent, 2005, 7: 221–225.

[13] Ram D, Fuks AB. Clinical performance of resin-bonded composite strip crowns in primary incisors: a retrospective study. Iht J Paediatr Dent, 2006, 16:49–54.

[14] O'Sullivan EA, Curzon ME. The efficacy of comprehensive dental care for children under general anesthesia. Br Dent J, 1991, 171:56–58.

[15] Su HL, Chen PS. A clinical evaluation of comprehensive dental treatment for children under general anesthesia. Changgeng Yi Xue Za Zhi, 1992, 15:188–192.

[16] Eidelman E, Faibis S, Peretz B. A comparison of restorations for children with early childhood caries treated under general anesthesia or conscious sedation. Pediatr Dent, 2000,22:33–37.

[17] Tate AR, Ng MW, Needleman HL, et al. Failure rates of restorative procedures following dental rehabilitation under general anesthesia. Pediatr Dent, 2002,24:69–71.

[18] Al-Eheideb AA, Herman NG. Outcomes of dental procedures performed on children under general anesthesia. J Clin Pediatr Dent, 2003,27:181–184.

[19] Karaca S, Ozbay G, Kargul B. Primary zirconia crown restorations for children with early childhood caries. Acta Stomatol Croatica, 2013,47:64–71.

[20] Planells del Pozo P, Fuks AB. Zirconia crowns-an esthetic and resistant restorative alternative for ECC affected primary teeth. J Clin Pediatr Dent, 2014,38:193–195.

[21] Waggoner WF. Restoring primary anterior teeth: updated for 2014. Pediatr Dent, 2015,37:163–170.

[22] Seale NS. The use of stainless steel crowns. Pediatr Dent, 2002,24:501–505.

[23] Randall RC. Preformed metal crowns for primary and permanent teeth: review of the literature. Pediatr Dent, 2002,24:489–500.

[24] Seale NS, Randall R. The use of stainless steel crowns: a systematic literature review. Pediatr Dent, 2015,37:147–162.

[25] Roberts JF, Attari N, Sherriff M. The survival of resin modified glass ionomer and stainless steel crown restorations in primary molars placed in a specialist pediatric dental practice. Br Dent J, 2005,198:427–431.

[26] Randall RC, Vrijhoef MMA, Wilson NHF. Efficacy of preformed metal crowns vs amalgam restorations in primary molar teeth: a systematic review. J Am Dent Assoc, 2000,131: 337–343.

[27] Messer LB, Levering NJ. The durability of primary molar restorations: II. Observations and predictions of success of stainless steel crowns. Pediatr Dent, 1988, 10:81–85.

[28] Levering NJ, Messer LB. The durability of primary molar restorations: I. Observations and predictions of success of amalgams. Pediatr Dent, 1988, 10:74–80.

[29] Levering NJ, Messer LB. The durability of primary molar restorations: III. Costs associated with placement and replacement. Pediatr Dent, 1988,10:86–93.

[30] Attari N, Roberts JF. Restoration of primary teeth with crowns: a systematic review of the literature. Eur Arch Paediatr Dent, 2006,7:58–63.

[31] Mata AF, Bebermeyer RD. Stainless steel crowns versus amalgams in the primary dentition and decision- making in clinical practice. Gen Dent, 2006,54:347–350.

[32] Hickel R, Kaaden C, Paschos E, et al. Longevity of occlusally-stressed restoration s in posterior primary teeth. Am J Dent, 2005, 18:198–211.

[33] Holan G, Fuks AB, Keltz N. Success rate of formocresol pulpotomy in primary molars restored with stainless steel crown vs amalgam. Pediatr Dent, 2002,24:212–216.

[34] Farooq NS, Coll JA, Kuwabara A, et al. Success rates of formocresol pulpotomy and indirect pulp therapy in the treatment of deep dentinal caries in primary teeth. Pediatr Dent, 2000,22:278–286.

[35] Al-Zayer MA, Straffon LH, Feigal RJ, et al. Indirect pulp treatment of primary posterior teeth: a retrospective study. Pediatr Dent, 2003,25:29–36.

[36] Guelmann M, Fair J, Bimstein E. Permanent versus temporary restorations after emergency pulpotomies in primary molars. Pediatr Dent, 2005,27:478–481.

[37] Moskovitz M, Sammara E, Holan G. Stainless steel crowns improve success rate of root canal treatment in primary teeth. J Dent, 2005,33:41–47.

[38] Leith R, O'Connell AC. A clinical study evaluating success of two commercially available preveneered primary molar stainless steel crowns. Pediatr Dent, 2011, 33:300–306.

[39] O'Connell AC, Kratunova E, Leith R. Posterior preveneered stainless steel crowns: clinical performance after three years. Pediatr Dent, 2014, 36:254–258.

[40] Ram D, Fuks AB, Eidelman E. Long-term clinical performance of esthetic primary molar crowns. Pediatr Dent, 2003,25:582–584.

[41] Atieh M. Stainless steel crown versus modified open-sandwich restorations for primary molars: a two-year randomized clinical trial: Int J Paediatr Dent, 2008, 18:325–332.

[42] Zulfikaroglu BT, Atac AS, Cehreli ZC. Clinical performance of class II adhesive restorations in pulpectomized primary molars: 1 2-month results. J Dent Child, 2008,75:33–43.

[43] Cehreli ZC, Centinguc A, Cengiz SB, et al. Clinical performance of pulpotomized primary molars restored with resin-based materials. 24-month results. Am J Dent, 2006, 19:262–266.

[44] Guelmann M, Shapira J, Silva DR, et al. Esthetic restorative options for pulpotomized primary molars: a review of literature. J Clin Pediatr Dent, 2011, 36:123–126.

[45] Caceda JH. The use of resin-based composite restorations in pulpotomized primary molars. J Dent Child, 2007,74:147–150.

[46] Guelmann M, Mcllwain MF, Primosch RE. Radiographic assessment of primary molar pulpotomies restored with resin-based materials. Pediatr Dent, 2005,27:24–27.

[47] Hutcheson C, Seale NS, McWhorter A, et al. Multi-surface composite vs stainless steel crown restorations after mineral trioxide aggregate pulpotomy: a randomized controlled trial. Pediatr Dent, 2012,34:460–467.

[48] Drummond BK, Davidson LE, Williams SM, et al. Outcomes two, three and four years after comprehensive care under general anesthesia. N Z Dent J, 2004,100:32–37.

[49] Sheller B, Williams BJ, Hays K, et al. Reasons for repeat dental treatment under general anesthesia for the healthy child. Pediatr Dent, 2003,25:546–552.

（李芝香　译，刘　飞　郭青玉　审）

■ 第8章
年轻恒牙的牙髓治疗

Eyal Nuni

　　龋病和外伤引起的牙髓损伤在年轻恒牙列中常见。牙根发育和根尖孔未闭合未完成的年轻恒牙称为未成熟的恒牙，当根尖孔闭合后这些牙齿就称为成熟恒牙[1]。

　　未成熟的年轻恒牙牙髓坏死会导致预后不良及患牙早失风险。这些牙齿的牙髓治疗极具挑战，笔者将在本章节进行深入讨论[2,3]。

　　因此，所有针对年轻恒牙治疗计划的目标是尽可能的保存牙髓活力，为牙根的持续发育及生理性牙本质的沉积提供条件。

8.1 年轻恒牙的牙髓牙本质复合体

　　牙髓治疗最重要也是最困难的部分就是评估牙髓的健康状况或者炎症阶段，这一点与之前描述的乳牙相似（见第3章）。年轻恒牙牙髓细胞与血供丰富，愈合能力较成年人同名牙强。年轻恒牙牙根的发育程度影响治疗计划的制订[1]。

　　同乳牙一样，年轻恒牙牙髓受到龋或牙体制备等刺激，也会反应形成第三期牙本质（见第2和第4章）。

　　牙本质基质是生物活性分子和生长因子库，牙本质形成将其包裹其中。牙体组织损伤时（比如龋坏、细菌分泌酸），这些分子与细胞外基质其他组分从牙本质释放，诱导第三期牙本质形成。转化生长因子超家族成员，特别是

E. Nuni, DMD
Department of Endodontics, Hadassah School of Dental Medicine, Hebrew University,
12272, Jerusalem, Israel
e-mail: eyal@drnuni.com

TGF-βs，因能影响间充质细胞和诱导牙本质再生而受到特别的关注 [4,5]。推测这些生物活性分子能提供信号分子参与补充干细胞前体细胞到牙髓损伤部位，这些细胞有序增殖、分化，启动组织再生和牙本质桥的形成（见第 2 章）。

年轻恒牙牙髓暴露的原因多数是龋损或外伤。因龋坏暴露的牙髓和牙本质都是感染的，而牙体预备中医源性的露髓可能仅仅是牙本质感染而牙髓并没有感染。因外伤导致的牙髓暴露，牙本质没有感染，如果及时治疗也可以让牙髓组织保存活力免受感染 [1]。

8.2 年轻恒牙牙髓状况的临床诊断

临床上年轻恒牙牙髓状况的诊断与乳牙相似（见第 3 章）。本章重点强调乳牙与年轻恒牙的区别。制订一个合理的治疗计划的关键之处就是判断牙髓的状态和炎症程度。但是，临床医生要意识到牙髓的状态与临床症状和体征间的联系是十分有限的 [6]。

8.2.1 既往史和口腔病史

应该详细记录患者的既往史和口腔病史，然后进行彻底的临床和影像学检查。对外伤的病例，应该询问患儿及其父母受伤的时间和性质，及是否接受过相关治疗或之前是否曾有过外伤史。

如第 3 章所述，激发痛常是由温度或渗透性刺激（比如冷、甜）引起，当刺激去除后疼痛停止；而自发痛与外部刺激无关，可能随时发作，或使患儿睡梦中痛醒。自发痛和（或）刺激移除后疼痛长时间持续的激发痛，牙髓常出现广泛的、不可逆的炎症并扩展至根管。这种情况下乳牙会采取牙髓摘除术，但年轻恒牙因为失去生活牙髓的破坏性效果，则应慎重。可考虑牙髓切断术、根尖诱导成形术甚至是牙髓再生。

8.2.2 临床检查

临床检查应该包括详细的口内和口外检查。口外检查应该关注有无肿胀、局部淋巴结病变及皮瘘。口内检查应评估引起疼痛的病源牙齿，但同侧所有的牙齿都要进行仔细检查，因为可能有牵涉性痛。对口内外存在的窦道，需要借助示踪 X 线片来发现感染的来源。牙齿变色是一个重要的信号，尤其对外伤牙 [1]。与乳牙一样，年轻恒牙牙髓温度敏感测试或电活力测试（EPT）结果的可靠性非常有限，并且不能反映牙髓的炎症程度 [7,8]。研究认为直到牙髓神经系统发育完全（牙齿萌出后 4~5 年），电活力测试才是反映牙髓活力的有效手段[9]。对未成熟年轻恒牙冷试验更可靠[7,8]。由于牙髓神经系统损伤，对外伤牙可靠的敏感性测试有限，尤其是刚刚外伤不久的牙齿[10]。

叩诊敏感虽不能表明牙髓的炎症状况，但却是牙周膜（PDL）炎症的指征，这种现象常是牙髓感染蔓延到牙周膜或者牙外伤的后果。

牙髓诊断基于完整的病史和临床检查，但无法用组织学验证。因此，根据实用的原则，将牙髓的状况分为可复性牙髓炎（可治愈的）和不可复性牙髓炎（不可治愈的）[11]。诊断为可复性牙髓炎意味着炎症可以消退，可以选择保髓治疗。保髓治疗主要有间接盖髓术、直接盖髓术、部分牙髓切断术、牙髓切断术，取决于牙髓炎症进展程度以及牙根根尖孔的发育状态。

临床上可复性牙髓炎与不可复性牙髓炎的主要区别在于疼痛持续的时间和强度。当出现冷刺激过度敏感、自发痛或牵涉痛时就诊断为不可复性牙髓炎。如前所述，虽然乳牙不可复性牙髓炎会采取牙髓摘除术，但是对于年轻恒牙需要慎重选择牙髓切断术、根尖诱导成形术或牙髓再生治疗，以促使牙根的进一步发育。

8.2.3 影像学检查

高质量的X线片可以完善临床检查。殆翼片对评估龋蚀的深度、髓室的形态、髓角的高度、修复体的完整性和深度及支持骨的水平是至关重要的（图8.1A）。殆翼片还可以显示髓腔内的钙化桥，证明牙髓因龋损或牙髓治疗形成修复性牙本质。

根尖片可以检查牙周膜的连续性，以诊断炎症和吸收性病变。年轻未成熟恒牙的X线片阅读比较困难，因为粗大开放的根尖孔及透射的根尖牙乳头。缺乏经验的临床医生在治疗这类牙齿时应注意区分根尖区正常的解剖结构与病理变化[1]。对于年幼的儿童用小号片子拍摄纵向殆翼片代替根尖片，可以看到后牙的根尖影像（图8.1）。

治疗计划的制订一般不能基于单一的影像，因为对称部位的影像通常用来做比较。患牙牙根的发育程度，根管壁牙本质的厚度都需要参考对侧同名牙（图8.1）。值得注意的是恒牙根管颊舌向比近远中向宽，所以很难从仅显示近远中向宽度的常规放射影像上判断根尖闭合的程度。

在前牙区拍摄牙片，每个中切牙的影像需要从远中向近中分别采集，以避免中切牙与侧切牙根尖区牙周膜影像的重叠。这样的拍摄方式对于外伤后的牙齿尤其重要（图8.2B）[1]。牙根侧面的炎性外吸收多见于外伤后牙髓坏死的年轻恒牙。牙外伤后还会出现牙根的替代性吸收。

近年来，锥束型计算机断层扫描（CBCT）在牙髓病学领域的应用显著增加。CBCT技术能生成不失真的牙齿及其周围组织的三维数字影像，比起传统的CT

扫描，成本降低，辐射减少。

　　美国牙体牙髓病协会（AAE）和美国口腔颌面放射学会（AAOMR）指出，当检查给患者带来的益处大于暴露于X射线所带来的危害时，推荐使用CBCT，特别是对儿童或青少年患者。而且CBCT仅适用于低放射剂量的常规牙片或其他成像方式不能完全满足诊断需求时[12]。

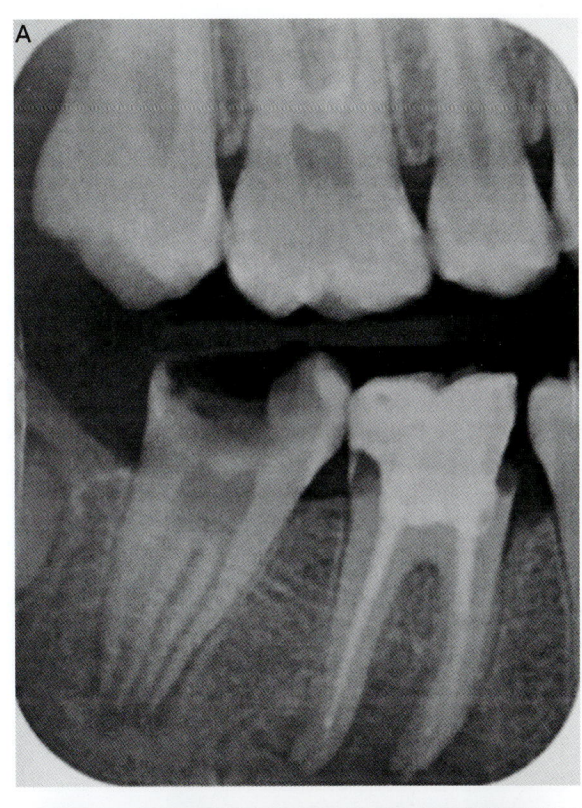

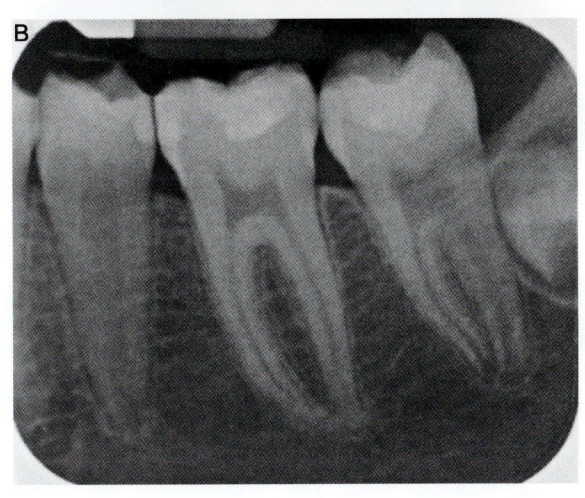

图8.1　A.纵向殆翼片也可用做根尖片观察到两种拍摄方法能获取的信息。下颌第二恒磨牙的龋坏和根尖暗影都可观察到。B.对侧同名牙的根尖周影像，显示正常的根尖牙乳头（来自 M. Raginsky 博士）

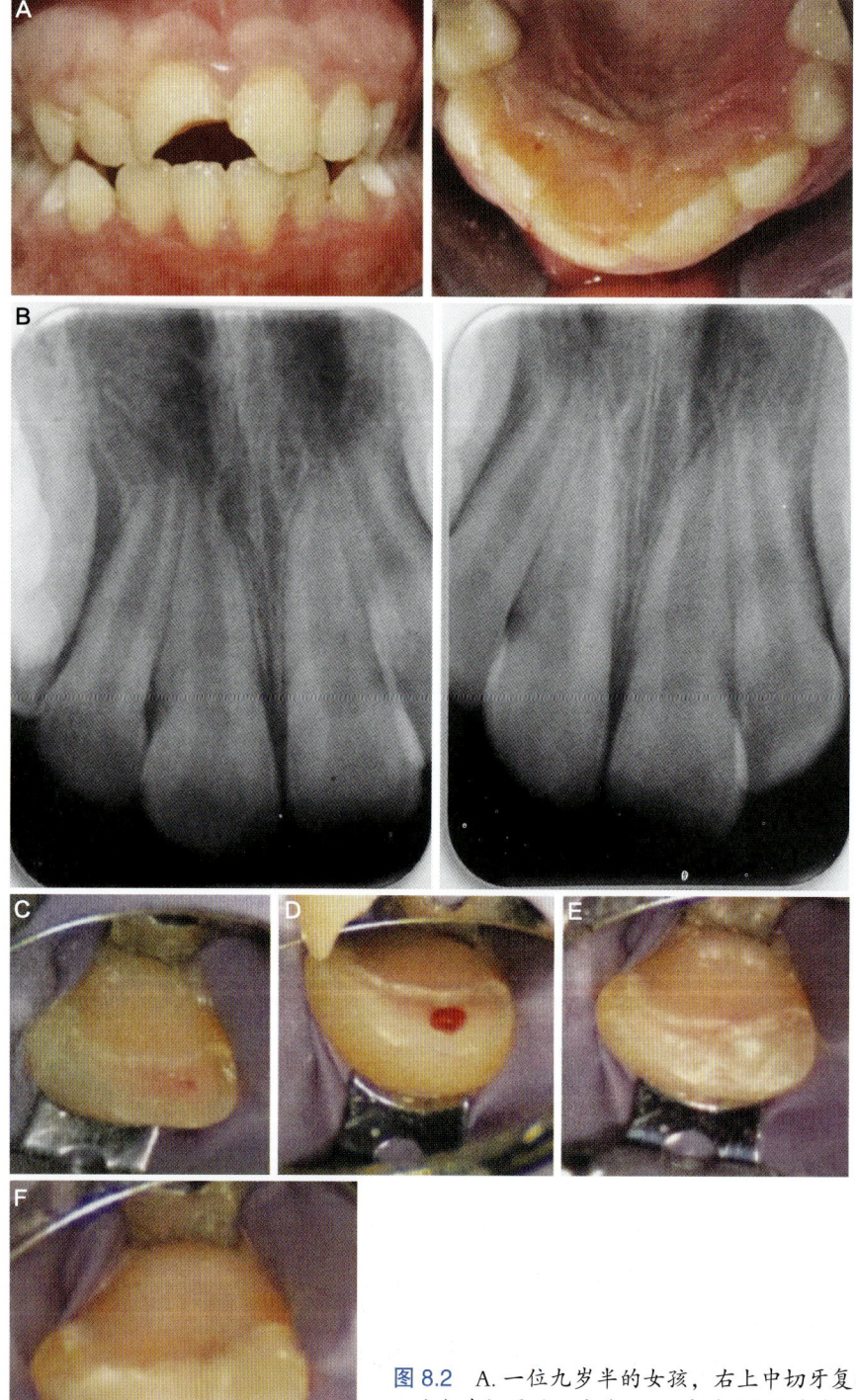

图8.2　A.一位九岁半的女孩，右上中切牙复杂冠折后 4d。B.上颌中切牙的X线片。可以看到牙根发育未完成，根管粗大，根尖孔开放。C.右上中切牙次氯酸钠溶液冲洗消毒后，可以看到一个小的露髓孔。D.部分牙髓切断术。E.白色 MTA（ProRoot，Dentsply，Tulsa，OK，USA）作为盖髓剂。F.玻璃离子（Fuji IX，GC，Leuven，Belgium）放置在 MTA 上方

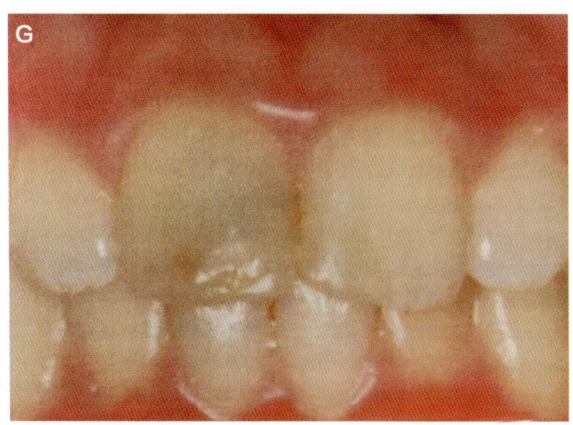
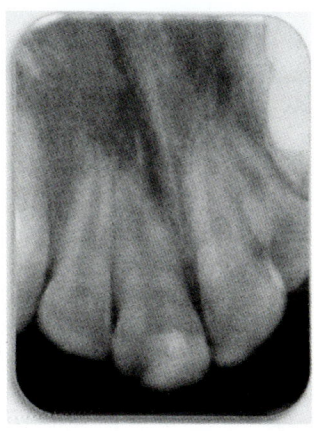

图 8.2（续） G. 两年后随访。牙冠因白色的 MTA 变灰暗。X 线片显示牙根连续生长，根尖孔闭合（图片由 E.Nuni 博士提供）

8.2.4 直接评估牙髓状况

在某些情况下，临床治疗中，最终诊断只有在直接看到牙髓组织后才能确定。需要评估暴露牙髓组织的外形、颜色及出血量；大量暗红色血液，或脓性渗出液则提示不可复性牙髓炎。根据这些临床观察，治疗计划可能会确定或发生改变[1]。

年轻恒牙保髓治疗方法与乳牙有许多相似之处，包括直接盖髓术、间接盖髓术、部分牙髓切断术、冠髓切断术和根尖诱导成形术（见第 4、5 章）。如前所述，治疗所有的努力都是为了保留年轻恒牙全部或者部分牙髓的活力。牙髓坏死年轻恒牙的治疗方法将在本节后续部分详述。

8.3 正常牙髓或未露髓的可复性牙髓炎的保髓治疗

间接牙髓治疗

年轻恒牙的去龋和间接牙髓治疗（IPT）与乳牙相似（见第 4 章）。间接牙髓治疗的主要目标是保存深龋或可复性牙髓炎患牙的牙髓活性，否则完全去龋后，就需要进行牙髓治疗。当出现不可复性牙髓炎的体征时不宜采用 IPT[13]。临床制备窝洞时会去除脱矿的龋坏组织，保留洞底最深处一薄层龋坏组织以避免牙髓暴露。在龋坏组织上覆盖一层生物相容性材料。IPT 最常用的盖髓药物是氢氧化钙、玻璃离子和 MTA，然后用防止微渗漏的材料修复患牙。

文献报道了两种临床方法：一次去龋和分次去龋（见第 4 章）。现有的研究还不能说明哪一种方法更成功[14,15]。一些研究表明 IPT 用于乳牙和年轻恒牙成功率均高[15-17]。Rickets 等证实无症状活髓龋坏乳牙和年轻恒牙，采取分次、部分去龋可以降低牙髓暴露的风险。龋病治疗中这些技术比完全去龋显示出明显的临床优势[13]。

8.4 正常牙髓或露髓的可复性牙髓炎的保髓治疗

8.4.1 直接盖髓术

直接盖髓术用于牙髓正常或牙体制备刺激的可复性牙髓炎的患牙，或近期遭受外伤而出现很小露髓孔的患牙[18]。治疗的目的是通过形成钙化屏障（修复性牙本质）封闭露髓孔，以维持牙髓活力。需要牢记，受龋损影响的牙齿、牙髓会对细菌或者细菌产物产生炎症反应[19,20]。

直接盖髓术须在牙髓暴露后立刻进行，以免受到污染。由于牙髓的炎症程度不能通过临床测试准确评估，可复性（可治疗）牙髓炎的诊断有时可能不准确。一些深龋患牙，牙髓炎症可能已经达到不可复性牙髓炎的阶段，但却没有临床症状。

盖髓材料的特性具有十分重要的意义：理想情况下应该具有生物相容性、不可吸收性、能够建立并维持良好的密封以防止细菌污染以及促进牙髓的修复和牙本质桥形成。直接盖髓术后所形成的牙本质桥理想情况下应该没有孔隙，避免后期细菌渗漏到牙髓[1]。

MTA 和氢氧化钙是最常推荐的盖髓材料。两种材料在保髓治疗方面的作用原理相似，因为 MTA 的可溶解成分主要是氢氧化钙[21]。氢氧化钙遇水溶解出钙离子和氢氧根离子，导致周围环境 pH 升高（约 12）。碱性环境与材料的抗菌性能紧密相关[22]。氢氧化钙接触暴露的牙髓组织所引起的初始效果是因高 pH 而形成的浅表性坏死，这种坏死轻度刺激牙髓进而产生防御和修复反应。与氢氧化钙不同，MTA 引起毗邻牙髓轻微的炎症和坏死，比传统的氢氧化钙刺激性小[23]。由盖髓材料释放的钙离子形成无机沉淀作用于牙髓细胞，与控制其细胞学和功能变化的机制有关[24]。

氢氧化钙的高 pH 和低溶解性延长了其抗菌效果。然而，氢氧化钙的水溶性使其在充填材料微渗漏时易溶解和流失，导致充填物下方出现空隙。氢氧化钙凝固后可以诱导牙本质桥的形成，但却不能提供长期有效的阻碍细菌及其副产物通过的封闭效果[1]。

最近的研究提示氢氧化钙和 MTA 刺激伤口愈合的机制与氢氧化钙对牙本质基质成分的溶解作用有关。由于氢氧化钙的作用，牙本质形成时封存于牙本质基质的生长因子和其他生物活性分子（如 TGF-βs）释放出来，调节修复性牙本质形成时，细胞行为的变化[4,25]。

MTA 作为直接盖髓材料表现出比氢氧化钙更多的优势，凝固后变硬，具有生物相容性和抗菌效果，可以为细胞黏附提供生物活性基底。MTA 的这些特点使其可以防止微渗漏，改善治疗效果。如前所述，MTA 在刺激修复性牙本质形成的同时，几乎不造成暴露牙髓的坏死，只有轻微的炎症反应[23]。Tziafas 证实对狗的牙齿使用 MTA 直接盖髓后，其下方的牙髓组织一直都是正常的，后期才观察到髓核出血。术后两周即观察到硬组织屏障产生，3 周后可以看到修复性牙本质沉积在坚固的牙本质纤维（fibrodentin）基质上[26]。与氢氧化钙比较，MTA 持续诱导牙本质桥形成的速度更快，结构更完整。因此，直接盖髓术后 MTA 比氢氧化钙能更有效地维持牙髓的长期活力。

然而，MTA 最主要的缺陷是致牙齿染色，不论是灰色还是白色[27,28]（图 8.2E，G）。因此，不主张对有美学要求的患牙用 MTA 进行保髓治疗（直接盖髓术，牙髓切断术），这些牙齿可以考虑使用 MTA 的替代药物（比如氢氧化钙）。

BiodentineTM（Sptodont Allington Maidstone, Kent ME16 OJZ UK）是新一代硅酸钙基质材料（如同 MTA），制造商将其描述为具有生物活性和生物相容性的牙本质替代品。2009 年引入齿科材料市场，特性类似于 MTA。相对于 MTA 的主要优势是 BiadentineTM 的固化时间短，大约 10min，如此可将一些门诊治疗过程由两次缩短为一次。BiodentineTM 似乎不会使牙齿变色，但是还需要进一步的验证[29,30]。

直接盖髓术后应该立即进行永久修复。

直接盖髓术操作

橡皮障隔离患牙，次氯酸钠溶液消毒。持续水雾下高速手机进行窝洞预备，低速手机去龋，次氯酸钠溶液反复冲洗窝洞减少细菌的存留。除了去龋时带走的少量牙髓组织，否则不需要刻意去除牙髓组织。大量次氯酸钠溶液冲洗控制牙髓出血[31]。每隔 3~4min 进行溶液的更换，也可以留在窝洞里与暴露的牙髓组织接触 10min。次氯酸钠液消毒窝洞并去除露髓孔处的血凝块，在暴露的牙髓上放置盖髓材料前应小心去除血凝块，否则影响疗效。有研究证实留下的血凝块可能导致营养不良性钙化和牙根内吸收，还可能干扰牙本质桥的形成，并成为有渗漏修复体的细菌培养基[32]。次氯酸钠与牙髓组织的接触对牙髓的愈合及牙本质桥的形成没有不利影响[31]。

如果 10min 之内无法控制牙髓出血就说明牙髓炎症比较广泛并侵犯到深部的组织。应将最初的直接盖髓计划调整为牙髓切断术[33]。出血控制后，按照说明准备 MTA（或者氢氧化钙）并直接覆盖在暴露的牙髓组织上（厚度 1.5~2mm），

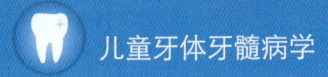

玻璃离子覆盖盖髓材料，用密封性能优良的材料进行永久修复。

8.4.2 牙髓切断术

尽管发育成熟的牙齿因龋坏露髓，采用直接盖髓术和牙髓切断术治疗一直是牙体牙髓病学领域有争议的话题，但用于年轻恒牙却是公认的治疗方式。牙髓切断术是去除感染或变性的牙髓，保留剩余色、形健康的牙髓组织，覆盖盖髓剂促使截断部位的愈合。牙髓切断术和直接盖髓术唯一的不同是牙髓切断术切除了暴露的牙髓。传统的牙髓切断术是切除全部冠髓直到牙颈部。如今牙髓切断的深度主要基于临床判断：只切除大量出血的、判断为炎症或者感染的牙髓组织，盖髓剂应该放在健康的牙髓断面上[1]。

尽管很多材料和药物可用作牙髓切断的盖髓剂，但 MTA 依然是年轻恒牙露髓的选择，刺激牙本质桥形成[23]。美学领域并不推荐使用 MTA，后者会导致牙齿变色。可以选用氢氧化钙，两者的治疗结果相似[34,35]。Aguilar 报道因龋坏露髓的患牙行部分牙髓切断术或冠髓切断术比直接盖髓术的治疗结果更加确定[33]

8.4.2.1 部分牙髓切断术

部分牙髓切断术首先由 Cvek 医生提出，作为处理复杂冠折外伤性露髓的方法[36]。Cvek 和他的同事发现未治疗的牙外伤露髓炎症反应通常表现为增生，感染发生后的第 7 天，牙髓组织感染的深度不足 2mm。所以他们建议这种情况下切除露髓孔下方的牙髓不超过 2mm 就可以了（图 8.2）[37]。

橡皮障分离患牙并用次氯酸钠溶液消毒。对外伤导致的牙髓暴露，只去除医生认为有感染的部分（约 2mm）。对龋坏导致的牙髓外露，则需要向下切除更多的牙髓组织，直到未感染的牙髓部分。应该仔细切断面冠方所有牙髓，以防止持续的出血、污染和牙齿变色。已证实用高速金刚砂车针，在水雾冷却下去除牙髓对下方组织的损伤最小[38]。

牙髓切断后，窝洞用次氯酸钠溶液冲洗消毒和控制出血。如果出血持续，就需要向根尖方截断更多的牙髓组织[33]。一旦控制了出血，就将 MTA（有美学要求的牙可以选择氢氧化钙）轻轻覆盖在牙髓截断面上。小心不要把材料压入牙髓内[39]。MTA 上方需要用玻璃离子垫底，然后用永久修复。如果牙髓切断术成功，会形成修复性牙本质桥，偶尔会出现髓腔钙化（图 8.2）[1]。

8.4.2.2（颈部）冠髓切断术

对于成熟的恒牙，冠髓切断术作为一种应急治疗，仅用于不可复性牙髓炎的患牙，这些牙齿下次复诊时都需要做根管治疗。

对于未成熟的恒牙，冠髓切断术是为了维持牙根的继续发育（图8.3）。选用这种方法是基于患牙剩余的根髓组织健康，仍然有可能形成牙本质桥、完成牙根发育的假设上[1]。

冠髓切断术与部分牙髓切断术类似，区别在于切除牙髓的深度不同。冠髓切断术是用锐利的挖匙或低速大球钻去除根管口以上的所有冠髓组织，MTA（或者氢氧化钙）作为盖髓剂保护牙髓断面以维持剩余牙髓的活力和功能。最重要的是尽快进行永久修复以防止细菌微渗漏，确保治疗成功（图8.3B）。

冠髓切断术常用于剩余牙髓组织病理状况不很清楚的患牙，如果症状持续就需要做牙髓摘除术，MTA可在手术显微镜下用超声器械去除[1]。

保髓治疗后的随访

这些牙齿的临床和影像学随访都是必要的，因为有可能出现牙髓坏死、根管钙化和牙根吸收等活髓治疗的并发症。

应当无敏感、疼痛或肿胀等不良临床症状和体征出现；影像学检查既无牙根内外吸收，也没有根尖周暗影。牙根未完全形成的牙齿牙根继续正常发育和成熟。

一些病例保髓治疗中，牙齿会出现根管持续钙化。对于牙根发育完成以后是否进行根管治疗存在争议，因为钙化的根管妨碍将来进行根管治疗。常规预防性的牙髓治疗是禁忌，因为牙髓坏死的发生率比较低[40,41]。后牙可以考虑根

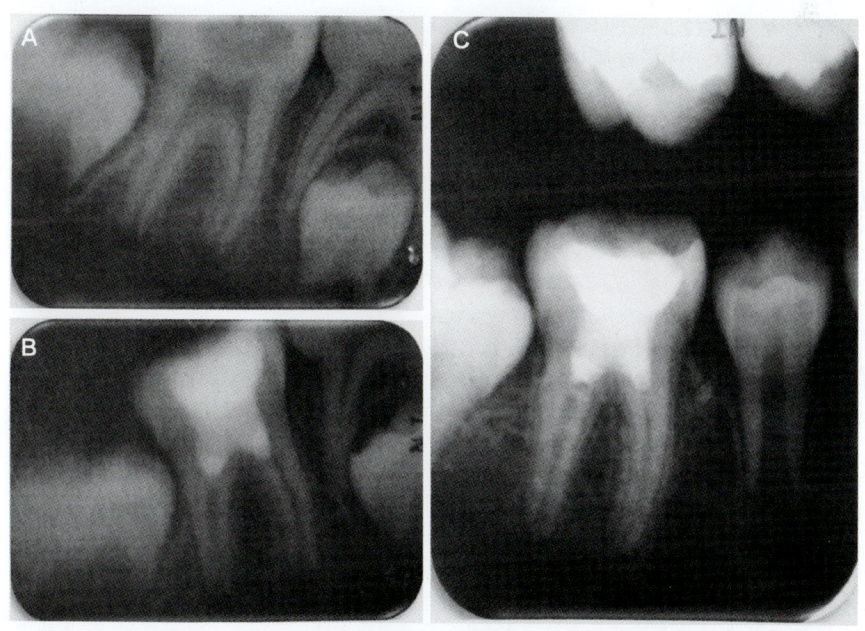

图8.3　A. 9岁女孩，右下第一恒磨牙深龋。牙齿无症状，冷测试有轻微的疼痛反应。影像学检查牙根发育不完全，根尖孔呈喇叭口样。B. 牙髓切断术后，根管口可见白色MTA（ProRoot, Dentsply, Tulsa, OK, USA），玻璃离子垫底，复合树脂修复。C. 2年后随访，牙根继续发育，根尖区无病变迹象（图片由E.Nuni博士提供）

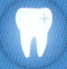

管治疗，因为治疗失败后根尖手术很难实施，尤其是对儿童。

8.4.3 根尖诱导形成术

根尖诱导形成术适用于年轻恒牙牙髓炎症范围较深，推测根管内只有部分根髓健康有活力。该方法使得诱导药物下方的根尖孔持续发育成熟。虽然牙根发育可能不规则，但是给牙齿提供了更多的支持。临床上可以将根尖诱导形成术视为很深的牙髓切断术，因此两者技术相同。建议使用手术显微镜确保这项细致操作完成的准确无误。当用次氯酸钠溶液控制出血后，将 MTA 或氢氧化钙覆盖在牙髓断面（图 8.4）。

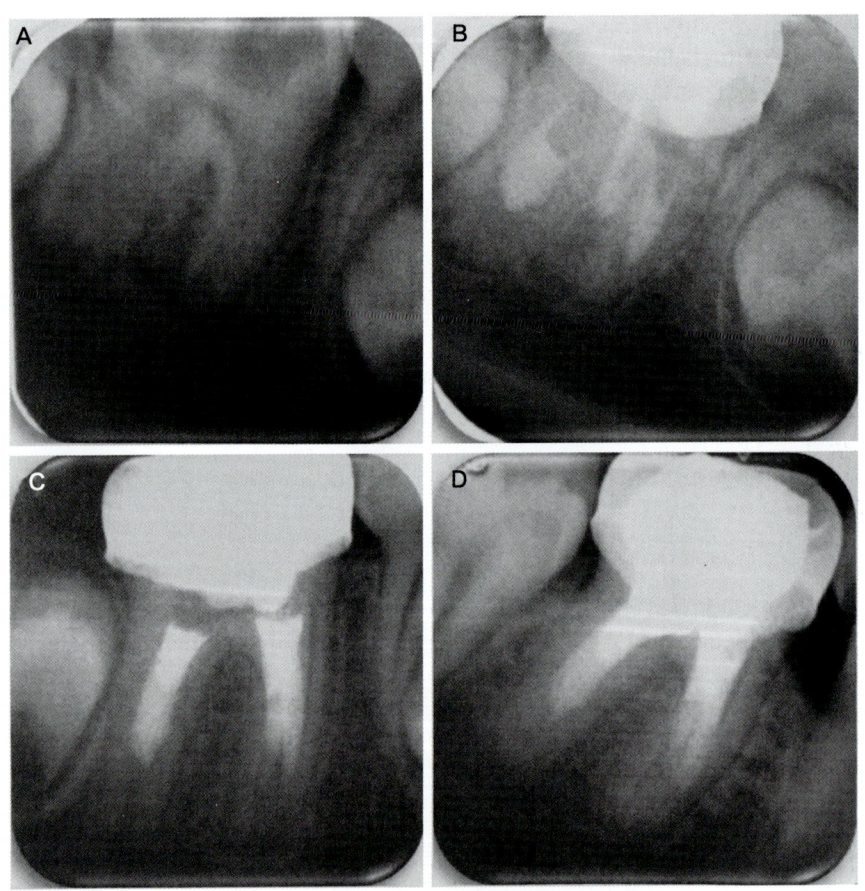

图 8.4 A. 7 岁男孩，右下第一恒磨牙深龋，影像学检查可见牙根发育未完成，根尖孔呈开放的喇叭口状。B. 去除髓室和根管上端的牙髓组织后，手术显微镜下判断剩余根髓为非炎性状态。将白色 MTA（ProRoot，Detsply，Tulsa，OK，USA）放置在健康牙髓组织上方。为了与口腔环境隔离佩戴金属冠。C. 二次复诊时，发现 MTA 已变硬，牙胶尖和根管糊剂充填根管上端部分。D. 4 年后随访。可见牙根的根尖部分发育完全，没有根尖区的病理改变（图片由 E.Nuni 博士提供）

很难判断根管深部牙髓的状况或预测钙化屏障的形成和牙根继续发育。临床和影像学随访是必需的，如果出现了病理性体征和（或）症状，则改行根尖诱导成形术或牙髓再生的方法。慎用 MTA 作为盖髓材料，因为很难从根管深处取出。

8.5　年轻恒牙感染牙髓的治疗方法

8.5.1　根尖诱导成形术

根尖诱导成形术是一种治疗年轻恒牙牙髓坏死导致牙根生长发育停止的方法。该方法的目的是诱导根末端形成钙化屏障而闭合，因为缺少赫特维希上皮根鞘，所以没有根管壁的增厚和牙根的延长。如前所述，诊断年轻恒牙牙髓坏死具有挑战性，因为混杂因素较多，例如这类牙齿的 X 线片正常可见根尖透射区、牙髓敏感性测试不可靠等（图 8.1 B）。

根尖诱导成形术只能用于牙髓坏死确诊后。可以用两种方式实现：传统长期的运用氢氧化钙诱导剂刺激形成生物硬组织屏障，以及近年来的短期方法——运用 MTA 形成人工止点。根尖诱导成形术常用于因外伤或深龋失去活力的前牙，以及解剖形态变异的牙齿，如牙根未发育完成的牙中牙患牙。

未发育完成牙齿开放的根尖孔可能存在一些形态变化。可以分为开放根尖孔（喇叭口状）、平行状或聚合状。精确的形态难以确定，因为牙科 X 线片所获得的仅是二维图像。所有这些根尖形态，均不能进行根管治疗，因为很难，也不可能取得根尖封闭以防止根管充填材料超出根尖孔。

应进行随访，以确保无治疗后不利的临床症状和（或）病理性影像征兆。当有根尖暗影的牙齿成功进行治疗后，将逐渐观察到骨组织的愈合，牙齿将继续萌出，与邻牙相连的牙槽骨将继续生长。

过去十年发表的文章提出了以牙髓再生替代根尖诱导成形术的治疗方法，甚至用于牙髓感染坏死的年轻恒牙。这将在本章进一步讨论。

8.5.1.1　氢氧化钙长期根尖诱导成形术

传统的根尖诱导成形术用氢氧化钙糊剂做诱导剂（图 8.5）[42]。这是一个可预见的过程，74%~100% 的病例可形成根尖屏障[43]。此过程要求多次复诊，并需要患儿和家长配合，因为可能需要一年或更多时间，才能形成一个完整的根尖屏障，允许用牙胶充填根管。目前还不清楚是治疗开始时牙根的发育阶段还是治疗前存在的感染影响屏障形成所需的时间[44]。

氢氧化钙有助于根管的消毒，单独使用或与次氯酸钠联合应用可增加根管内坏死组织的溶解[45]。氢氧化钙的高 pH 和低溶解度使其在根管内能长时间保持抗菌作用[46,47]。关于是否更换或多久更换氢氧化钙糊剂仍然存在分歧。一些调查者支持只使用一次，并声称只需要启动愈合反应，而其他人建议有症状出现或 X 线检查根管中氢氧化钙糊剂吸收时再更换[44]。

钙化屏障由来自邻接结缔组织的细胞形成，但氢氧化钙诱导根尖屏障形成的作用机制是有争议的。虽然在临床上和 X 线影像上钙化屏障是完整的，但组织学上是多孔的，可能由牙骨质、牙本质、骨或骨性牙本质组成[44]。

氢氧化钙根尖诱导成形术最严重的并发症为颈部牙根折裂[3]。有研究表明长期用药使根部牙本质暴露于氢氧化钙，超过一个月即可导致牙本质结构改变，根折的易感性更高[48,49]。

氢氧化钙根尖诱导成形技术

橡皮障分离患牙是必需的。冠部入口要足够宽，去净髓角区域的牙髓，防止后续的污染和变色（图 8.5）。在前牙，G 钻可用于去除根管颈部腭侧隆起，促进清洁根管各面。根管的长度应通过插入大号牙胶尖（图 8.6A）或根管锉（图 8.5A）后拍摄 X 线影像确定，因为对根尖孔开放的牙而言电子根尖定位仪不可靠。插入大号纸捻到出血点有助于工作长度的确定。工作长度应比 X 线片上的根端短约 1mm[1]。

根管的清理主要依靠次氯酸钠液冲洗，利用其优良的组织溶解性和抗菌效果[50]。冲洗时应小心、不加压冲洗，确保针头宽松的位于根管内并短于工作长度。推荐被动性次氯酸钠超声冲洗，促进宽大根管的消毒和碎屑移除[51]。提倡不预备或尽少预备根管，防止损坏菲薄的牙本质壁。可用螺旋输送器、特别设计的注射器或根管锉将乳白色均质氢氧化钙糊剂送入根管腔中。

第二次复诊应安排在 2~4 周后。目的是清理和去除首诊中未能通过机械预备去除的、经氢氧化钙糊剂作用变性的残留组织，并进一步消毒根管。之后用根管充填器将黏稠的氢氧化钙糊剂填塞到根管内（图 8.5B）[52]。氢氧化钙糊剂填充的范围由根尖到釉牙骨质界（CEJ），以减少颈部根折敏感区牙本质的弱化。冠部窝洞用能提供长期封闭效果的充填材料进行修复。

牙齿应每隔 3 个月进行临床和影像学检查，观察根尖硬组织屏障的形成情况并确保没有病理变化。如果钙化屏障不明显，氢氧化钙有吸收，需要更换氢氧化钙。当从 X 线片上观察到钙化屏障时，再次打开患牙，充分冲洗去除氢氧化钙。用牙胶尖轻触根尖区和（或）通过手术显微镜检查根尖屏障的完整性。如果屏障不完整，根尖诱导成形术需要再次进行直到完整的屏障形成[1]。

当完整的根尖屏障形成后，根管用永久性根管充填材料（例如，热牙胶）和根管封闭剂进行充填（图 8.5D）。当形成的钙化屏障位于根尖的冠方时，不能为了充填根管到根尖而穿破根尖屏障；形成钙化屏障的组织应视为健康组织，根管充填的位置应在其上方。

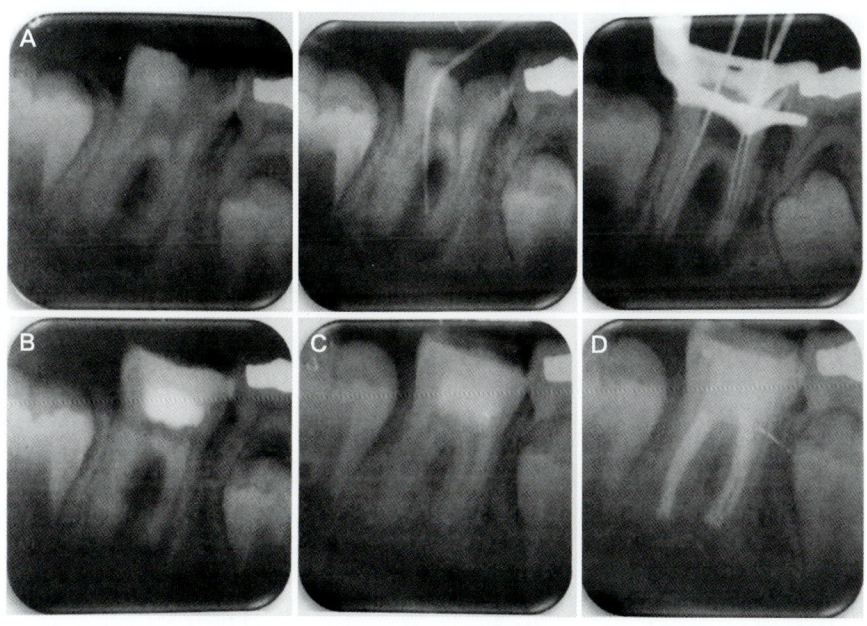

图8.5　A. 8岁半的女孩，右下第一恒磨牙深龋和颊侧窦道，X线片上可见牙根周围和根分叉区有大的透射区，牙胶尖示踪片指向该区域。B. 二次复诊时根管内填充稠氢氧化钙糊剂后的影像。牙根似乎闭塞，因为稠氢氧化钙糊剂的X线阻射性与牙本质相似。C. 氢氧化钙填充后6个月，透射区域几乎完全愈合，根管的根尖区可见有钙化屏障。D. C片2个月后，用牙胶尖和糊剂充填根管后的最终X线片（图片由E.Nuni博士提供）

年轻恒牙牙本质壁薄，尤其是氢氧化钙根尖诱导后，牙折风险高。牙根的发育阶段是关键因素[3,49]。为了减少这种风险，建议根管内放置黏结复合树脂，再进行永久修复（图8.6C，右）[53]。

8.5.1.2 MTA短期根尖诱导（一次性根尖诱导成形术）

使用MTA形成人工根尖止点替代传统的氢氧化钙根尖诱导，已广泛运用10年以上（图8.6）。它的主要优点在于减少完成根管治疗与牙体修复所需要的时间。一次就诊中完成人工根尖屏障的放置，而整个治疗在短短几次诊疗后就可以完成[54]。MTA的低溶解性、良好的封闭性、生物相容性、氢氧化钙的释放、高pH和X线阻射性，确保了其良好的临床效果，成为广受欢迎的根尖封闭材料[55]。

首诊时的根管消毒与传统的根尖诱导成形术一样，在根管内置氢氧化钙。第二次复诊时就可以将MTA放置在未成熟牙根的尖端部分，固化后作为根尖止点。MTA固化后很难从根管中取出（即使使用手术显微镜和先进的超声器械）[27]，如果治疗失败可以采用根尖手术。在此之前，根管和牙本质壁的彻底清创和消毒是必需的。

一次性根尖诱导成形术具有一系列的优点：缩短了治疗时间，提高患者的依从性，降低费用和临床治疗时间，牙本质不会失去它的物理性能，有可能在根管内快速放置粘接修复体，从而将牙根折裂的可能性降到最低。

MTA 根尖诱导成形技术

根管消毒与传统的根尖诱导成形术一样。氢氧化钙同样适用，以利 MTA 放置前提高炎症根尖周组织的低 pH。Lee 等发现酸性环境对 MTA 的固化和显微硬度有不利影响[56]。

第二次就诊时，上橡皮障，冲洗和干燥根管。按厂商的说明调拌 MTA，并压制成栓形填入根尖达 4~5mm 厚，比 X 线上的根尖约短 1mm（图 8.6B，右）。在根尖部填入 MTA 比使用氢氧化钙更复杂。用专用的输送器或根管充填器将材料送到根尖区，手工加压并借助超声间接促进[57]。有学者建议在根尖末端放置可吸收材料（如，硫酸钙，CollaCoteTM, Zimmer Dental, Carlsbad, CA, USA），MTA 直接填压在其上方以保证不超出根管的空间范围，但有研究指出似乎没有必要[58,59]。拍摄 X 线片确认材料是否放置合适（图 8.6B，右）。MTA 上方放置湿棉球或纸尖，为其固化提供潮湿的环境，临时填充材料密封。

几天后再次打开牙齿，用根管器械检测 MTA 的硬度。如果 MTA 没有硬化，按上述方式重新放置。固化后用热牙胶和根管封闭剂充填根管。为了加强牙根可将复合树脂充填到根管管腔中，再永久修复[53]。较短的牙根复合树脂可直接放置在 MTA 屏障上方（图 8.6C，右）。

运用新一代硅酸钙基质材料（如 BiodentineTM，Allington Maidstone, Kent ME16 OJZ UK）可以进一步缩短治疗周期。这种材料的凝固时间短（10min），使得放置根尖止点、永久性根管充填与牙齿修复可在同一次就诊中完成。

8.5.2 牙髓再血管化和再生

根尖诱导形成术是传统治疗牙髓坏死或感染的根尖孔开放的年轻恒牙的方法。但是根尖诱导成形术不能使牙根继续发育成熟，未成熟的牙根短、管壁薄、容易折断[2,3]，亦可因为冠根比例不协调增加牙齿松动的风险。

近十几年来，文献报道（多为个案报告和系列报告）对这种治疗模式提出挑战，临床上诊断为牙髓坏死和根尖周炎或脓肿的年轻恒牙经过称之为"再血管化"的治疗后，X 线检查可以看到牙根继续发育[2,60,61]。这种方法是基于特定条件下，根尖孔开放的外伤牙或自体移植牙的血管可以再生的事实，有时甚至是可预测的。研究提示失去活力的牙髓组织可以作为新血管组织生长的支架[62-64]。已经证实宽大的根尖孔（大于 1mm）、较短的离体时间（不超过 45min）对于新组织长入非常有利，可以降低感染的风险，改善再血管化条件[62,65]。

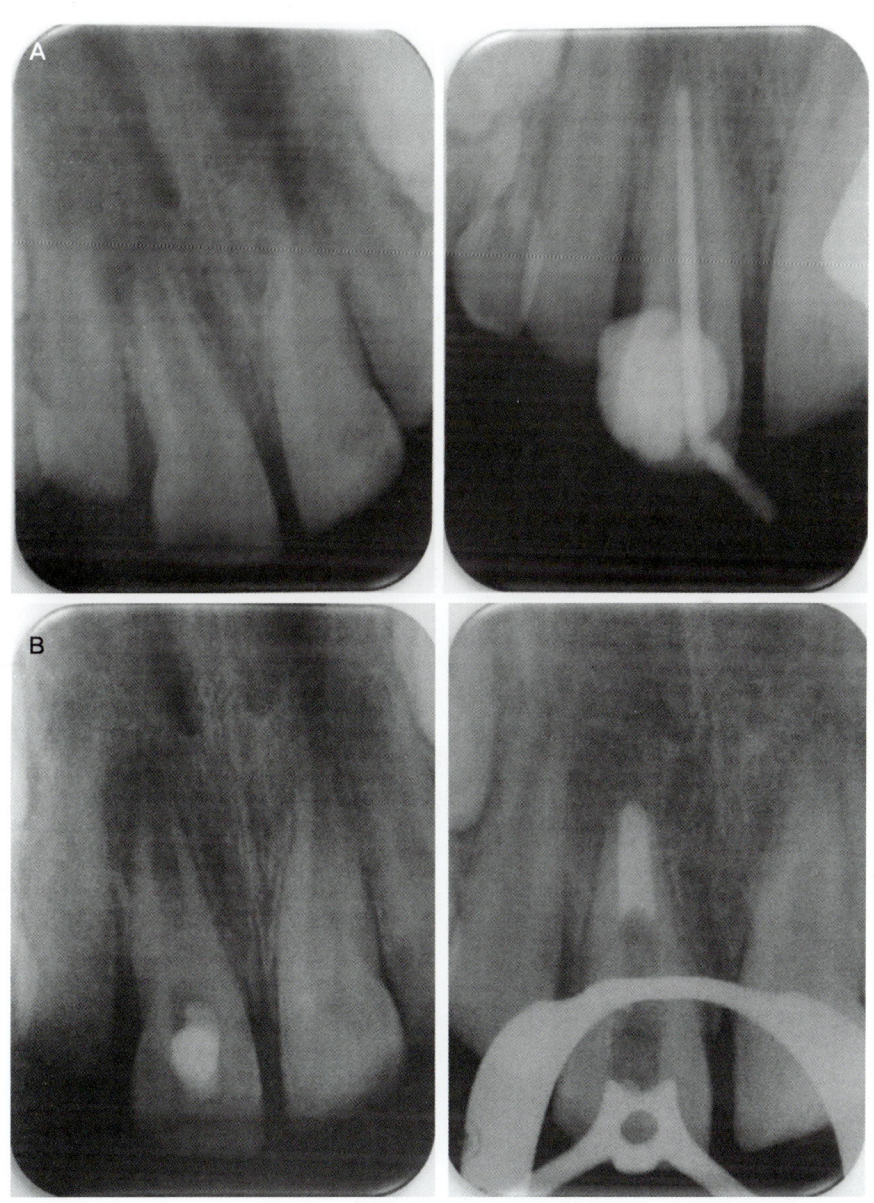

图 8.6　A.左图示10岁男孩牙外伤后10个月（11牙亚脱位＋简单冠折）。右上中切牙无临床症状，对冷试验无反应。X线片上可见牙根发育未完成，根尖孔开放，根尖区有透射影。右图示牙胶尖指示工作长度。B.左图清理根管、氢氧化钙糊剂消毒后一月；右图放置根尖 MTA 屏障

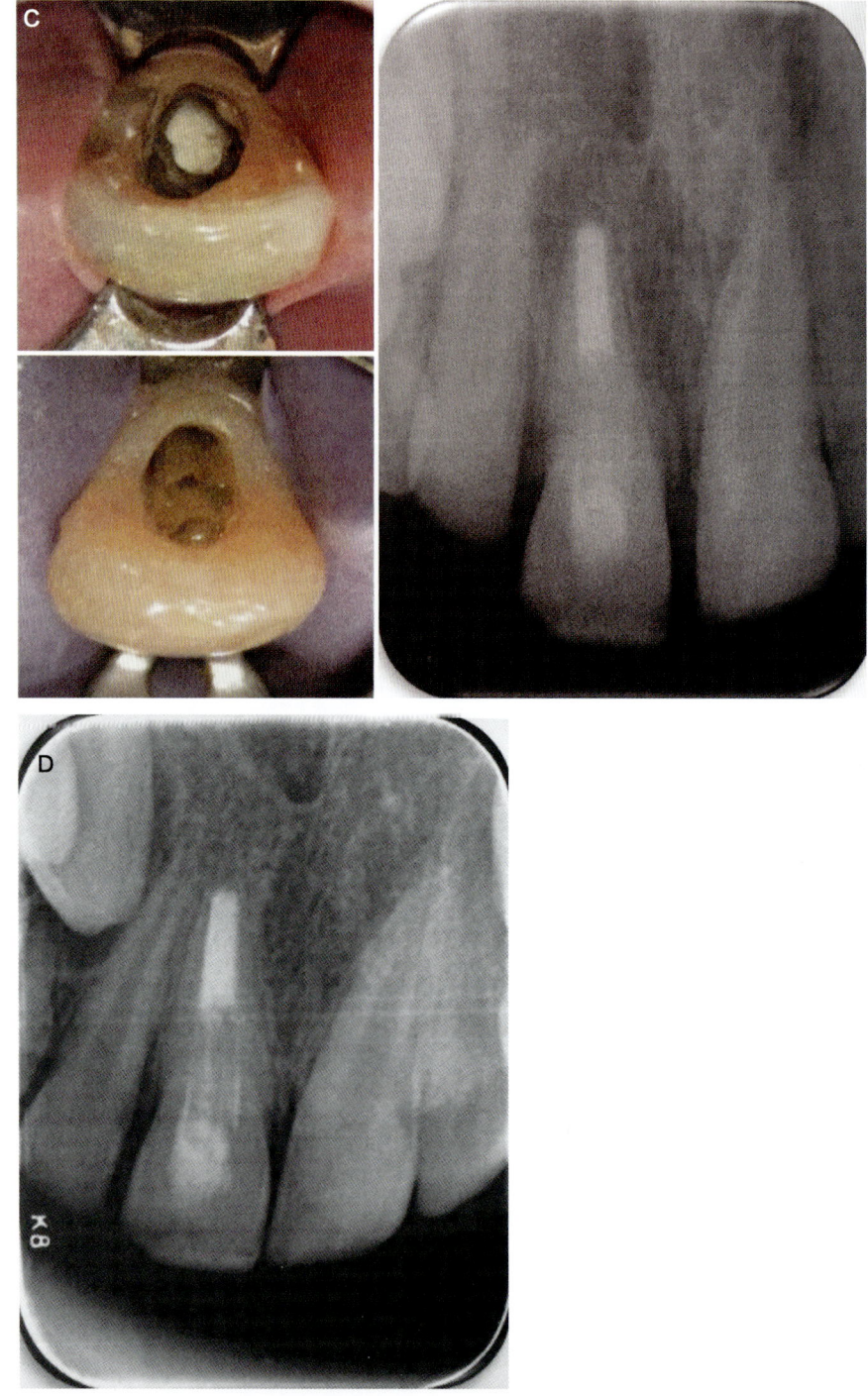

图 8.6（续） C. 左图可见凝固的白色 MTA 根尖屏障（放置后一个月）。右图可见直达固化 MTA 栓的光固化树脂基质 (everStickTM, GC Corporation, Tokyo, Japan) 粘接玻璃纤维永久修复。D. 2 年后随访。可见根尖病灶完全愈合（图片由 Dr. E. Nuni 提供）

因此给牙髓坏死甚至感染的年轻恒牙创造类似的生长条件可以使新血管和组织长入牙髓腔内。这些条件包括有效的根管消毒，制作可以让新组织攀附的支架，冠部入口良好的封闭[61]。

重新形成功能性的牙髓组织是年轻恒牙牙髓坏死最理想的治疗方式。Murray 等将牙髓再生定义为"以生物学为基础的方法，旨在替代受损的结构，包括牙本质和牙根结构，以及牙髓－牙本质复合体的细胞"[66]。形成的新组织将再现原来组织的解剖结构和功能。组织修补则表示形成一种替代组织，如瘢痕组织，不能恢复功能。

Nygaard-Ostby 作为创始人之一，和其团队在其经典病例系列报告中提出根管内牙髓再生的理念。他们过度预备人和狗的根管系统，刺激根尖出血，观察到纤维结缔组织和牙骨质（修复性）长入[67-69]。最近的文献报道根管内新生组织的性质仍不清楚[2]。因此提出了几个描述根管内新生组织的专业术语，包括：再血管化[61]、重生[70]、再生[66]、诱导或引导组织再生[71]及成熟发生（maturogenesis）[71,72]。学者们就哪一个术语最适合描述该治疗的结局存在争议[71,73]。

成功的牙髓再生需要几个必备因素，包括根管内没有感染、物理支架、干细胞、信号分子和有效的冠方封闭[72,74]。

8.5.2.1 血管再生的临床程序

血管再生有多种临床方法和方案。不同点在于病例选择、操作技术、所用材料（冲洗、根管内用药和屏障）、复诊时间和次数、最终修复、治疗结果及成功率[2,75]。美国牙体牙髓协会牙髓再生委员会在其网站上发布了一份指南（见AAE 网站），名为"牙髓再生之思考"[76]。指南基于目前最好的可用数据，并定期修订。因为该领域快速发展的特点，建议将指南作为临床医生做出治疗决定的参考信息来源。本章的建议也是基于此指南。

病例选择

牙髓再血管化治疗适用于牙髓坏死、伴或不伴根尖病变，并且根尖未发育完成的牙齿（图 8.7A）。牙髓坏死的病因（外伤、龋坏、牙齿发育异常）不是影响病例选择的因素。根尖孔开放的年轻恒牙才能确保血管、干细胞进入到根管腔中。冠的修复不需要借助根管中的固位桩，患者依从性好[2]。

知情同意

应获得患儿监护人的知情同意并签字确认。应告知他们这是一项相对较新的技术，没有现成的指南，并且需要复诊。当使用复方抗生素糊剂消毒根管时，需询问患者的药物过敏史并避免使用过敏药物。还应告知患者，使用复方抗生素糊剂和（或）牙颈部使用MTA（甚至是白色的）可能会出现牙齿变色（图8.7D，E）[27,28,77]。对于根尖孔开放又出现牙髓坏死的这类患者，还需要提供其他可供患者选择的治疗方法，比如根尖诱导成形术、不治疗或者拔牙。

8.5.2.2 首　诊

麻醉患牙，上橡皮障。建立进入根管口的直线通路，方便有效地进入根管消毒。

根管消毒

任何牙髓再血管化或牙髓再生（regenerative endodontic response）都必须有效清除坏死牙髓组织并消毒根管。大多数研究报告采用冲洗联合根管内用药[2]。

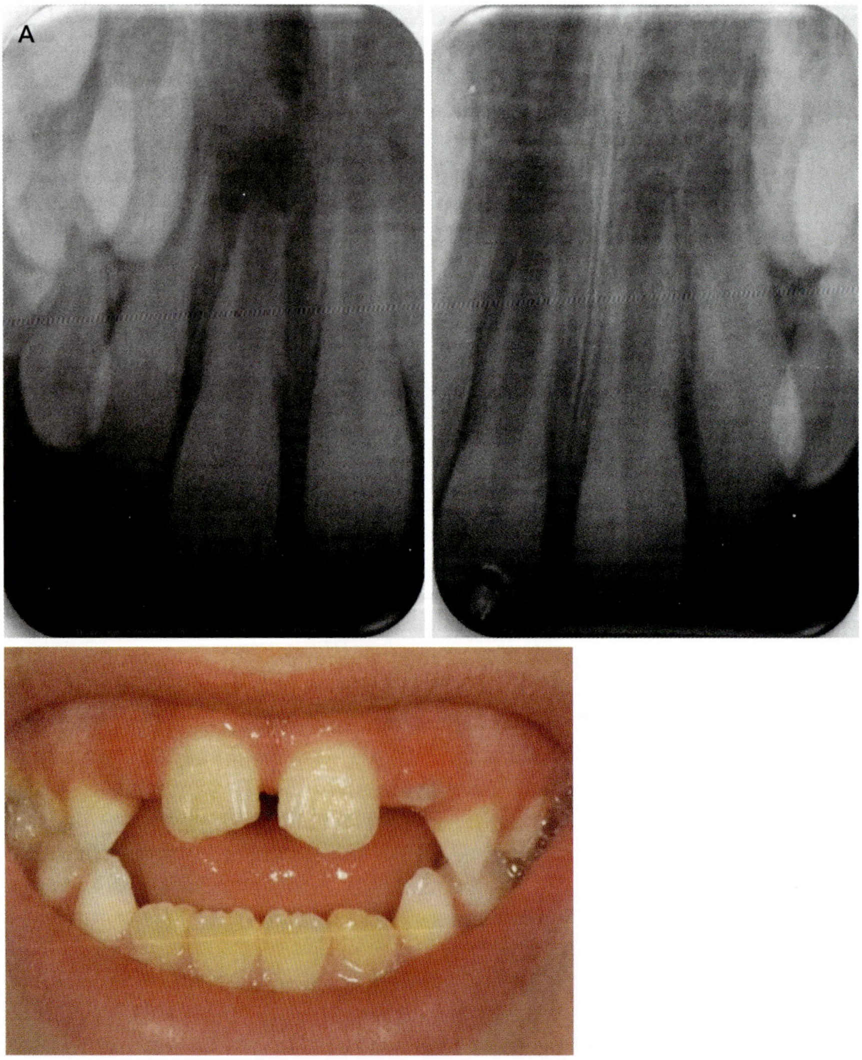

图8.7　A.七岁半男孩前牙外伤4个月后（11牙、21牙简单冠折）。右上中切牙叩诊敏感，冷刺激反应阴性；X线检查发现牙根发育未完成，根尖孔开放，根尖周明显暗影。B.使用三联抗生素糊剂后再血管化治疗，将MTA放置在根管内血凝块上方

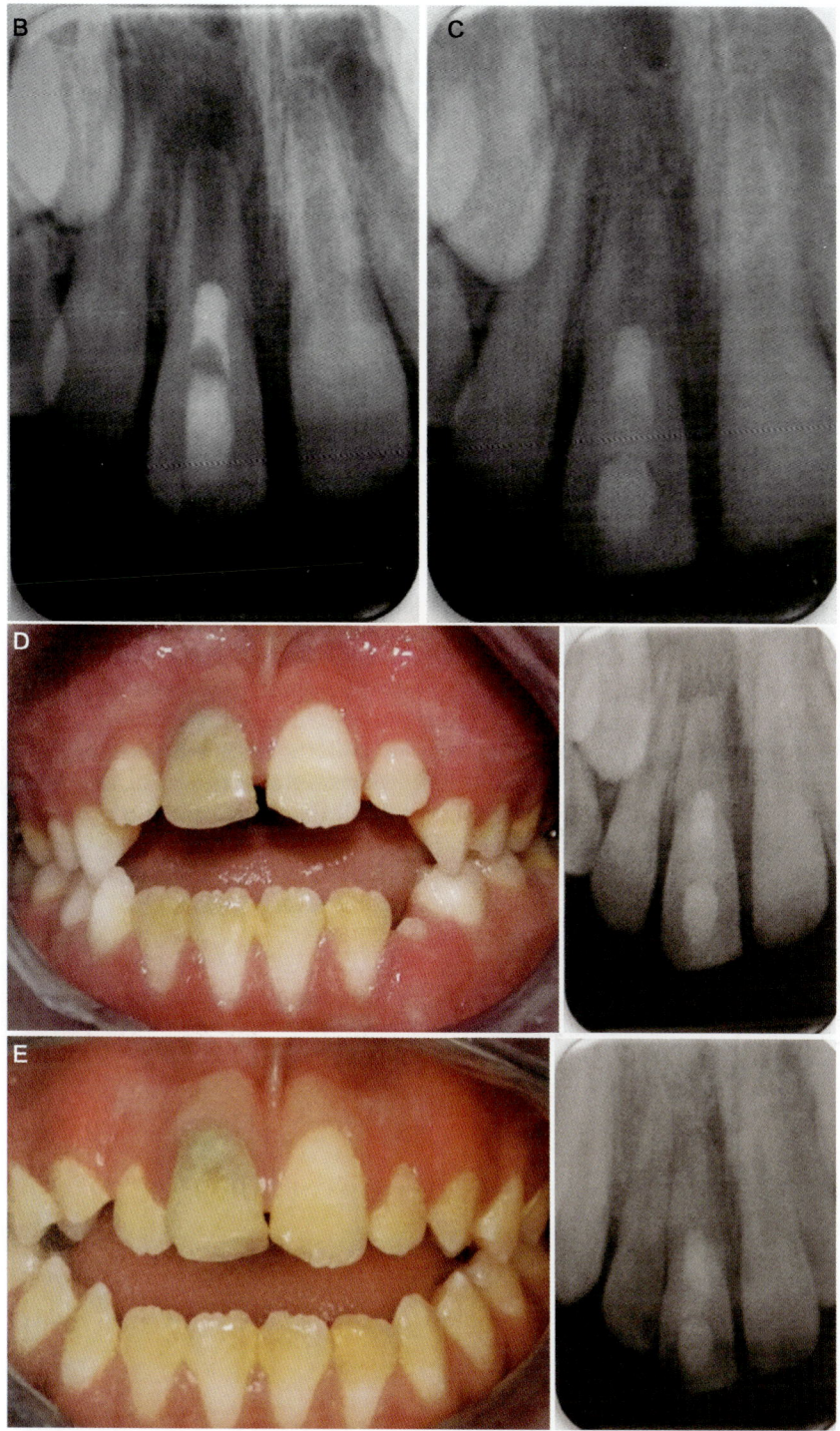

图 8.7（续）　C. 6 个月后复诊。可以看到根尖区病变完全愈合，牙周膜间隙连续，根管壁的增厚，但牙根长度没有增加。D. 1 年半后复诊。牙冠变成灰色，根管壁上硬组织连续沉积，但这个组织的性质不太清楚。E. 4 年后复诊，牙冠变色，根管腔几乎完全钙化（图片由 Dr. E. Nuni 提供）

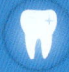

选择消毒药物时，需要考虑在消除感染与最大限度保存干细胞活性间寻找平衡。根尖牙乳头周围幸存的血管外周干细胞是这些细胞的起源[78,79]。根管内设置可以附着干细胞的支架，条件适宜时干细胞迁移、增殖并分化成有功能的牙髓细胞。牙周膜中的赫特威希上皮根鞘（HERS）即使在牙外伤后也能存活，能让牙根的长度继续发育。

次氯酸钠溶液（每个根管 20mL，5min）轻轻冲洗根管，用专用冲洗系统将冲洗液挤出到根尖区的可能性降到最低。推荐使用低浓度的次氯酸钠溶液（1.5%），冲洗针头放置在距离根尖孔 3mm 处，以减少对根尖组织中干细胞的毒性。不建议对根管壁进行机械预备[3, 60]。随后用生理盐水或 17%EDTA 对根管进行冲洗（每个根管 20mL，5min），最后用纸捻拭干。

两种可用的根管内药物

1. 低浓度的抗生素混合糊剂

在 1996 年 Hoshino 等提出了三联抗生素糊剂（TAP），它包括环丙沙星、甲硝唑、米诺环素[80]。TAP 是由等剂量抗生素混合，无菌生理盐水调拌形成的一种糊剂[2]，体外[81,82]和体内[82]都能有效消除细菌。高浓度的 TAP 对干细胞有毒性，所以推荐使用低浓度（0.1mg/mL）[83,84]。TAP 的缺点之一是其中的四环素成分会使牙齿呈灰绿色变色（图 8.7 D,E）[77]。为了避免造成的牙齿变色，可去除四环素，用氯氯苄西林替代或者只使用两联抗生素[60]。使用复合树脂封闭冠部牙本质，用注射器以后退的方式将三联糊剂送入根管可以避免牙齿变色[86]。

2. 氢氧化钙

氢氧化钙是强力抗菌药物，可以溶解残根管内残存的坏死组织[45-47]。水溶性氢氧化钙糊剂可用注射器放置在根管上 1/2，以尽可能地减少对干细胞的潜在毒性[75]。冠部入口使用 3~4mm 厚度暂封材料封闭（如 Cavit-3M，St.Paul,MN,USA 或玻璃离子）。

8.5.2.3 第二次复诊（首诊后 2~4 周）

首先，评估首次治疗的效果。持续的感染症状和（或）体征需要用同样的药物或不同的药物再次治疗。使用不含有血管收缩剂的 3% 甲哌卡因麻醉患牙，上橡皮障，机械刺激使根尖区的血液流入根管。由于次氯酸钠的干细胞毒性及抑制细胞黏附至牙本质的作用，因此不建议使用次氯酸钠溶液冲洗根管[2]。使用 17%EDTA（每个根管 20ml）轻轻地冲洗根管。用 EDTA 调理牙本质以暴露表面的胶原纤维，有助于新细胞的黏附。同时释放结合生长因子吸引新细胞，并促进其分化为成牙本质细胞样细胞[66,87]。冲洗后纸捻干燥根管。

支 架

过度预备（根管锉，根管探针）刺激根尖周组织出血，在釉牙骨质界下方

3mm 形成根管内血凝块，用无菌生理盐水浸湿的棉球使出血停止在这个水平。一个稳定的血凝块形成需要大约 15min[75]。血凝块为细胞和血管的生长提供了支架[62,65,88]，同时也是干细胞及刺激其生长分化为成牙本质细胞样细胞所需因子的来源[78,79]。学者们已经提出不同的材料替代血凝块作为支架，比如富含血小板血浆（PRP）[89]、自体纤维蛋白基质（AFM）[90]和胶原[97]。这些替代品还需要进一步观察。

　　在血凝块上放置 MTA 至釉牙骨质界，作为髓腔屏障（图 8.7B）。有学者提议在血凝块上放置可吸收的衬垫（比如 CollaPlug-zimmer dental, Carlsbad, CA, USA）用于阻止 MTA 过度深入[92]。灰色甚至白色的 MTA 都会导致牙齿的变色[27,28]，所以在有美学要求的牙齿使用 MTA 时应该考虑其替代药物（比如玻璃离子或 BiodentineTM Allington Maidstone, Kent ME16 OJZ UK）[90]。值得注意的是放置在牙颈部的 MTA 妨碍这个牙根易折部位的成熟，其影响尚不清楚。

　　髓腔屏障放置完成后，进行最终修复。

8.5.2.4 随　访

　　随访应该包括临床检查和影像学检查。临床检查应该无疼痛，软组织无肿胀，无瘘管窦道；影像学检查可见根尖周暗影消失，牙根的长度和根管壁的厚度都有增加[76]。

　　迄今为止，根管内新生组织的确切性质并不明确。影像学检查中发现的牙根长度增加、根管壁厚度并不一定是功能性牙髓组织再生和新牙本质、牙骨质沉积。对犬类和人类的组织学研究提示一些病例中影像学的变化可能是类牙骨质和类骨质沉积的结果，意味着牙周韧带组织代替牙髓组织向根管内生长（图 8.7C-E）[70,74,88,93]。

　　考虑到现今牙髓再血管化缺乏清晰和可预见的结果，有些学者建议将其作为常规治疗前还需要更多的研究[94,95]，甚至有人建议将其作为最后的新方法[96,97]。

8.6 成熟年轻恒牙牙髓坏死的治疗（根管治疗）

特殊注意事项

　　青少年和儿童成熟恒牙的根管治疗与成人的基本相似，但与成年人相比，其粗大的根管和薄弱的管壁需要特别关注[1]。

髓腔通路

冠部通路应该足够宽大，且涵盖髓角，防止后期污染和变色。制备髓腔通路时应小心去除根管口的极少量牙本质。去除过多的牙本质会削弱前牙，并可能导致磨牙髓腔穿孔。

根管预备

根管的长度应通过 X 线片仔细确定，也可以用电子根尖定位仪。虽然根管粗大，但仍有可能弯曲，所以预备前应预弯器械，并反弯曲向扩挫。运用镍钛（NiTi）旋转器械能简化根管预备。

根管冲洗

根管治疗中冲洗须在橡皮障安置妥当后进行，否则冲洗液会意外漏入患者口腔中。根管冲洗针头松松置于根管内，防止将冲洗液推出根尖孔。不同浓度的（0.5%~5.25%）次氯酸钠溶液均可作为根管冲洗液。

根管封药

对根管感染的患牙，重点是根管消毒与去除根管内残留组织。因为宽大根管的有效机械预备比较困难，建议两次完成治疗，期间放置消毒药物。氢氧化钙因具有较好的抗菌性和溶解残留组织能力成为首选的抗菌药物[45-47]。消毒药物的放置可用比根管工作长度稍短的螺旋输送器、专用注射器或者根管锉。

根管峡部

根管峡部即同一牙根中两个或以上根管之间细小的相连部分，内含牙髓组织。任何含有超过 1 个根管的牙根，都有很高的根管峡部发生率[98]。根管峡部是因为根突起没有闭合造成，儿童没有发育完成牙根的根管峡部更宽大。这些根管间网络样的连接是根管系统的一部分，它们可作为细菌的聚集地，因此根管治疗时应彻底清理并封闭。

根管充填

年轻恒牙根尖孔较大，应仔细选择合适的主尖，以免充填材料超出根尖孔，这实际上很容易发生。侧向加压需要较多副尖；主尖放置后不能阻挡根管入口。热牙胶充填或者热注射技术时要小心避免超填。

某些情况下，制作个别牙胶尖是较好的方法。一根短于根尖孔几毫米的牙胶尖，软化末端 2~3mm（用溶剂或者加热），逐渐填压到根尖区域。真正的个别牙胶尖需要制取根管根尖部分的印模以免充填时挤压出根尖孔。

参考文献

[1] Fuks AB, Heling I, Nuni E. Pulp therapy for the young permanent dentition//Casamassimo PS, Fields HW, McTigue DJ, et al. Pediatric dentistry: infancy through adolescence. 5th ed. St. Louis: Saunders, 2013.

[2] Law AS. Considerations for regeneration procedures. J Endod, 2013,39(3 Suppl):S44–56.

[3] Cvek M. Prognosis of luxated non-vital maxillary incisors treated with calcium hydroxide and filled with gutta-percha. A retrospective clinical study. Endod Dent Traumatol, 1992,8(2):45–55.

[4] Graham L, Cooper PR, Cassidy N, et al. The effect of calcium hydroxide on solubilisation of bio-active dentine matrix components. Biomaterials, 2006,27(14):2865–2873.

[5] Massagué J. The transforming growth factor-beta family. Annu Rev Cell Biol, 1990,6:597–641.

[6] Mass E, Zilberman U, Fuks AB. Partial pulpotomy: another treatment option for cariously exposed permanent molars. ASDC J Dent Child, 1995,62(5):342–345.

[7] Fuss Z, Trowbridge H, Bender IB, et al. Assessment of reliability of electrical and thermal pulp testing agents. J Endod, 1986, 12(7):301–305.

[8] Fulling HJ, Andreasen JO. Influence of maturation status and tooth type of permanent teeth upon electrometric and thermal pulp testing. Scand J Dent Res, 1976,84(5):286–290.

[9] Johnsen DC, Harshbarger J, Rymer HD. Quantitative assessment of neural development in human premolars. Anat Rec, 1983,205:421–429.

[10] Perez R, Berkowitz R, Mcllveen L, et al. Dental trauma in children: a survey. Endod Dent Traumatol, 1991,7(5):212–213.

[11] AAE Consensus Conference Recommended Diagnostic Terminology. J Endod, 2009,35:1634.

[12] AAE and AAOMR Joint Position Statement: use of cone beam computed tomography in end-odontics 2015 update. Http://www. aae.org/uploadedfiles/clinical_resources/guidlines_and_position_statments/cbctstatement_2015update.pdf.

[13] American Academy of Pediatric Dentistry: Guideline on pulp therapy for primary and immature permanent teeth, Revised 2014. Pediatric dentistry. Reference Manual, 2014-2015: 242–250.

[14] Schwendicke F, Doffer C, Paris S. Incomplete caries removal: a systematic review and meta-analysis. J Dent Res, 2013,92(4):306–314.

[15] Thompson V, Craig RG, Curro FA, et al. Treatment of deep carious lesions by complete excavation or partial removal: a critical review. J Am Dent Assoc, 2008,139(6): 705–712.

[16] Ricketts D, Lamont T, Innes NP, et al. Operative caries management in adults and children. Cochrane Database Syst Rev, 2013,3:CD003808.

[17] Ricketts DN, Kidd EA, Innes N, et al. Complete or ultraconservative removal of decayed tissue in unfilled teeth. Cochrane Database Syst Rev, 2006,(3):CD003808.

[18] Cvek M. Endodontic management and the use of calcium hydroxide in traumatized permanent teeth//Andreasen JO, Andreasen FM, Andersson L. Textbook and color atlas of traumatic injuries to the teeth. 4th ed. Oxford/Ames: Blackwell, 2007.

[19] Bergenholtz G. Effect of bacterial products on inflammatory reactions in the dental pulp. Scand J Dent Res, 1977,85(2):122–129.

[20] Bergenholtz G. Inflammatory response of the dental pulp to bacterial irritation. J Endod, 1981, 7(3): 100–104.

[21] Parirokh M, Torabinejad M. Mineral trioxide aggregate: a comprehensive literature review-part I: chemical, physical, and antibacterial properties. J Endod, 2010,36(1): 16–27.

[22] Tronstad L, Andreasen JO, Hasselgren G, et al. pH changes in dental tissues after root canal filling with calcium hydroxide. J Endod. 1981,7(1):17–21.

[23] Witherspoon DE. Vital pulp therapy with new materials: new directions and treatment perspectives-permanent teeth. Pediatr Dent, 2008,30(3):220–204.

[24] Schröder U. Effects of calcium hydroxide-containing pulp-capping agents on pulp cell migration, proliferation, and differentiation. J Dent Res, 1985,64:541–548.

[25] Tziafas D, Smith AJ, Lesot H. Designing new treatment strategies in vital pulp therapy. J Dent, 2000,28(2):77–92.

[26] Tziafas D, Pantelidou O, Alvanou A, et al. The dentinogenic effect of mineral trioxide aggregate (MTA) in short-term capping experiments. Int Endod J, 2002, 35(3):245–254.

[27] Boutsioukis C, Noula G, Lambrianidis T. Ex vivo study of the efficiency of two techniques for the removal of mineral trioxide aggregate used as a root canal filling material. J Endod, 2008,34(10): 1239–1242.

[28] Belobrov I, Parashos P. Treatment of tooth discoloration after the use of white mineral trioxide aggregate. J Endod, 2011,37(7):1017–1020.

[29] Vallés M, Mercadé M, Duran-Sindreu F, et al. Influence of light and oxygen on the color stability of five calcium silicate-based materials. J Endod, 2013,39(4): 525–528.

[30] Keskin C, Demiryurek EO, Ozyurek T. Color stabilities of calcium silicatebased materials in contact with different irrigation solutions. J Endod, 2015, 41 (3):409–411.

[31] Akcay M, Sari S. The effect of sodium hypochlorite application on the success of calcium hydroxide and mineral trioxide aggregate pulpotomies in primary teeth. Pediatr Dent, 2014, 36(4): 316–321.

[32] Schröder U. Effect of an extra-pulpal blood clot on healing following experimental pulpotomy and capping with calcium hydroxide. Odontol Revy, 1973,24(3):257–268.

[33] Aguilar P, Linsuwanont P. Vital pulp therapy in vital permanent teeth with cariously exposed pulp: a systematic review. J Endod, 2011,37(5):581–587.

[34] Mente J, Geletneky B, Ohle M, et al. Mineral trioxide aggregate or calcium hydroxide direct pulp capping: an analysis of the clinical treatment outcome. J Endod, 2010,36(5):806–813.

[35] Qudeimat MA, Barrieshi-Nusair KM, Owais AI. Calcium hydroxide vs mineral trioxide aggregates for partial pulpotomy of permanent molars with deep caries. Eur Arch Paediatr Dent, 2007, 8(2): 99–104.

[36] Cvek M. A clinical report on partial pulpotomy and capping with calcium hydroxide in permanent incisors with complicated crown fracture. J Endod, 1978,4(8):232–237.

[37] Cvek M, Cleaton-Jones PE, Austin JC, et al. Pulp reaction to exposure after experimental crown fractures or grinding in adult monkeys. J Endod, 1982,8(9):391–397.

[38] Granath LE, Hagman G. Experimental pulpotomy in human bicuspids with reference to cutting technique. Acta Odontol Scand, 1971, 29(2): 155–163.

[39] Tziafas D, Molyvdas I. The tissue reactions after capping of dog teeth with calcium hydroxide experimentally crammed into the pulp space. Oral Surg Oral Med Oral Pathol, 1988,65(5): 604–608.

[40] Oginni AO, Adekoya-Sofowora CA, Kolawole KA. Evaluation of radiographs, clinical signs and symptoms associated with pulp canal obliteration: an aid to treatment decision. Dent Traumatol, 2009,25(6):620–625.

[41] Heide S, Kerekes K. Delayed partial pulpotomy in permanent incisors of monkeys. Int Endod J, 1987, 20(2):65–74.

[42] Kaiser HJ. Management of wide open apexcanals with calcium hydroxide. Presented at the 21st annual meeting of the American Association of Endodontists, Washington DC, 1964.

[43] Sheehy EC, Roberts GJ. Use of calcium hydroxide for apical barrier formation and healing in non-vital immature permanent teeth: a review. Br Dent J, 1997, 183(7):241–246.

[44] Rafter M. Apexification: a review. Dent Traumatol, 2005, 21 (1): 1–8.

[45] Hasselgren G, Olsson B, Cvek M. Effects of calcium hydroxide and sodium hypochlorite on the dissolution of necrotic porcine muscle tissue. J Endod, 1988, 14(3): 125–127.

[46] Kim D, Kim E. Antimicrobial effect of calcium hydroxide as an intracanal medicament in root canal treatment: a literature review- part I. In vitro studies. Restor Dent Endod, 2014, 39(4):241–252.

[47] Kim D, Kim E. Antimicrobial effect of calcium hydroxide as an intracanal medicament in root canal treatment: a literature review- part 1I. In vivo studies. Restor Dent Endod, 2015, 40(2):97–103.

[48] Andreasen JO, Farik B, Munksgaard EC. Long-term calcium hydroxide as a root canal dressing may increase risk of root fracture. Dent Traumatol, 2002,18(3): 134–137.

[49] Hatibović-Kofman S, Raimundo L, Zheng L, et al. Fracture resistance and histological findings of immature teeth treated with mineral trioxide aggregate. Dent Traumatol, 2008,24(3):272–276.

[50] Mohammadi Z. Sodium hypochlorite in endodontics: an update review. Int Dent J, 2008, 58(6):329–341.

[51] van der Sluis LW, Versluis M, Wu MK, et al. Passive ultrasonic irrigation of the root canal: a review of the literature. Int Endod J, 2007,40(6):415–426.

[52] Metzger Z, Solomonov M, Mass E. Calcium hydroxide retention in wide root canals with flaring apices. Dent Traumatol, 2001, 17(2):86–92.

[53] Seghi RR, Nasrin S, Draney J, et al. Root fortification. J Endod, 2013, 39(3 Suppl):S57–62.

[54] Giuliani V, Baccetti T, Pace R, et al. The use of MTA in teeth with necrotic pulps and open apices. Dent Traumatol, 2002, 18(4):217–221.

[55] Abouqal R, Rida S. Apexification of immature teeth with calcium hydroxide or mineral trioxide aggregate: systematic review and meta-analysis. Oral Surg Oral Med Oral Pathol Oral Radiol Endod, 2011, 112(4):e3642.

[56] Lee YL, Lee BS, Lin FH, et al. Effects of physiological environments on the hydration behavior of mineral trioxide aggregate. Biomaterials, 2004, 25(5):787–793.

[57] Yeung P, Liewehr FR, Moon PC. A quantitative comparison of the fill density of MTA produced by two placement techniques. J Endod, 2006,32(5):456–459.

[58] Trope M. Treatment of immature teeth with non-vital pulps and apical periodontitis. Dent Clin North Am, 2006, 54(2): 313–324.

[59] Patino MG, Neiders ME, Andreana S, et al. Collagen as an implantable mate-rial in medicine and dentistry. J Oral Implantol, 2002, 28(5): 220–205.

[60] Iwaya SI, Ikawa M, Kubota M. Revascularization of an immature permanent tooth with apical periodontitis and sinus tract. Dent Traumatol, 2001, 17(4): 185–187.

[61] Banchs F, Trope M. Revascularization of immature permanent teeth with apical periodontitis: new treatment protocol? J Endod, 2004,30(4): 196–200.

[62] Kling M, Cvek M, Mejare I. Rate and predictability of pulp revascularization in therapeutically reimplanted permanent incisors. Endod Dent Traumatol, 1986, 2(3):83–89.

[63] Andreasen JO, Borum MK, Jacobsen HL, et al. Replantation of 400 avulsed permanent incisors. 1. Diagnosis of healing complications. Endod Dent Traumatol, 1995, 11 (2):59–68.

[64] Claus I, Laureys W, Cornelissen R, et al. Histologic analysis of pulpal revascularization of autotransplanted immature teeth after removal of the original pulp tissue. Am J Orthod Dentofacial Orthop, 2004, 125(1):93–99.

[65] Skoglund A, Tronstad L. Pulpal changes in replanted and autotransplanted immature teeth of dogs. J Endod, 1981, 7(7):309–316.

[66] Murray PE, Garcia-Godoy F, Hargreaves KM. Regenerative endodontics: a review of current status and a call for action. J Endod, 2007, 33(4):377–390.

[67] Nygaard-Ostby B. The role of the blood clot in endodontic therapy: an experimental histologic study. Acta Odontol Scand, 1961, 19:323–353.

[68] Nygaard-Ostby B, Hjortdal O. Tissue formation in the root canal following pulp removal. Scand J Dent Res, 1971,79(5):333–349.

[69] Horsted P, Nygaard-Ostby B. Tissue formation in the root canal after total pulpectomy and partial

root filling. Oral Surg Oral Med Oral Pathol, 1978,46(2):275–282.

[70] Wang X, Thibodeau B, Trope M, et al. Histologic characterization of regenerated tissues in canal space after the revitalization/revascularization of immature dog teeth with apical periodontitis. J Endod, 2010,36(1):56–63.

[71] Huang GT, Lin LM. Letter to the editor: comments on the use of the term "revascularization" to describe root regeneration. J Endod, 2008,34(5):511.

[72] Hargreaves KM, Giesler T, Henry M, et al. Regeneration potential of the young permanent tooth: what does the future hold? J Endod, 2008,34(7 Suppl):S51–56.

[73] Trope M. Reply. J Endod, 2008,34:511–512.

[74] Huang GT. Apexification: the beginning of its end. Int Endod J, 2009, 42(10): 855–866.

[75] Wigler R, Kaufman AY, Lin S, et al. Revascularization: a treatment for permanent teeth with necrotic pulp and incomplete root development. J Endod, 2013, 39(3):319–326.

[76] American Association of Endodontists. Considerations for regenerative procedures. [2015–04–12]. http://www, aae.org/clinical-resources/regenerative-endodontics/considerations-for-regenerative-procedures.aspx.

[77] Kim JH, Kim Y, Shin S J, et al. Tooth discoloration of immature permanent incisor associated with triple antibiotic therapy: a case report. J Endod, 2010,36(6):1086–1091.

[78] Huang GT, Sonoyama W, Liu Y, et al. The hidden treasure in apical papilla: the potential role in pulp/dentin regeneration and bioroot engineering. J Endod, 2008,34(6): 645–651.

[79] Lovelace TW, Henry MA, Hargreaves KM, et al. Evaluation of the delivery of mesenchymal stem cells into the root canal space of necrotic immature teeth after clinical regenerative endodontic procedure. J Endod, 2011, 37(2): 133–138.

[80] Hoshino E, Kurihara-Ando N, Sato I, et al. In-vitro antibac-terial susceptibility of bacteria taken from infected root dentine to a mixture of ciprofloxacin, metronidazole and minocycline. Int Endod J, 1996,29(2): 125–130.

[81] Sato I, Ando-Kurihara N, Kota K, et al. Sterilization of infected root-canal dentine by topical application of a mixture of ciprofloxacin, metronidazole and minocycline in situ. Int Endod J, 1996,29(2):118–124.

[82] Windley W, Teixeira F, Levin L, et al. Disinfection of immature teeth with a triple antibiotic paste. J Endod, 2005,31(6):439–443.

[83] Chuensombat S, Khemaleelakul S, Chattipakorn S, et al. Cytotoxic effects and antibacterial efficacy of a 3-antibiotic combination: an in vitro study. J Endod, 2013,39(6):813–819.

[84] Ruparel NB, Teixeira FB, Ferraz CC, et al. Direct effect of intracanal medicaments on survival of stem cells of the apical papilla. J Endod, 2012,38(10): 1372–1375.

[85] Thibodeau B, Trope M. Pulp revascularization of a necrotic infected immature permanent tooth: case report and review of the literature. Pediatr Dent, 2007, 29(1):47–50.

[86] Reynolds K, Johnson JD, Cohenca N. Pulp revascularization of necrotic bilateral bicuspids using a modified novel technique to eliminate potential coronal discolouration: a case report. Int Endod J, 2009,42(1):84–92.

[87] Galler KM, D'Souza RN, Fedefiin M, et al. Dentin conditioning codetermines cell fate in regenerative endodontics. J Endod, 2011, 37(11): 1536–1541.

[88] Thibodeau B, Teixeira F, Yamauchi M, et al. Pulp revascularization of immature dog teeth with apical periodontitis. J Endod, 2007, 33(6):680–689.

[89] Iwaya S, Ikawa M, Kubota M. Revascularization of an immature permanent tooth with periradicular abscess after luxation. Dent Traumatol, 2011,27(1):55–58.

[90] Geisler TM. Clinical considerations for regenerative endodontics procedures. Dent Clin North Am, 2012, 56(3):603–626.

[91] Yamauchi N, Yamauchi S, Nagaoka H, et al. Tissue engineering strategies for immature teeth with apical periodontitis. J Endod, 2011,37(3):390–397.

[92] Petrino JA, Boda KK, Shambarger S, et al. Challenges in regenerative endodontics: a case series. J Endod, 2010,36(3):536–541.

[93] Becerra P, Ricucci D, Loghin S, et al. Histologic study of a human immature permanent premolar with chronic apical abscess after revascularization/revitalization. J Endod, 2014, 40(1):133–139.

[94] Andreasen JO, Bakland LK. Pulp regeneration after non-infected and infected necrosis, what type of tissue do we want? A review. Dent Traumatol, 2012,28(1): 13–18.

[95] Alobaid AS, Cortes LM, Lo J, et al. Radiographic and clinical outcomes of the treatment of immature permanent teeth by revascularization or apexification: a pilot retrospective cohort study. J Endod, 2014,40(8): 1063–1070.

[96] Garcia-Godoy F, Murray PE. Recommendations for using regenerative endodontic procedures in permanent immature traumatized teeth. Dent Traumatol, 2012,28(1):33–41.

[97] Slutzky-Goldberg I, Heling I. Revascularization? Only as the last resort! Refuat Hapeh Vehashinayim, 2013, 30(3):30–35, 62.

[98] Estrela C, Rabelo LE, de Souza JB, et al. Frequency of root canal isthmi in human permanent teeth determined by cone-beam com-puted tomography. J Endod, 2015, 41 (9): 1535–1539.

（滕 蕊 郭青玉 译，郭青玉 审）

第9章

展望：牙髓再生的干细胞及其他生物学策略

Jacques E.Nör, Carolina Cucco

9.1 引　言

　　对于深龋或严重外伤的牙齿，如何获得长期、稳定的牙髓再生效果具有重要的临床意义。部分牙髓切断术或冠髓切断术是用于露髓年轻恒牙保存部分牙髓功能、继续完成牙根发育的传统方法。但是相当一部分受累的年轻恒牙因牙髓活力的丧失使牙根发育停滞，导致牙根长度不足、冠根比失调、根管壁薄弱以及根尖孔开放。最为理想的治疗方式为再生出功能性的牙髓－牙本质复合体，从而继续完成牙根的发育及根管壁增厚。大量的文献表明这个想法可以通过募集根尖处干细胞进入根管内，或通过组织工程的方法将干细胞植入根管内来实现。在本章中，笔者将讨论这种再生治疗用于牙髓损伤或牙髓坏死患牙的基本原理和方法。

J.E. Nör, DDS, MS, PhD
Department of Cariology, Restorative Sciences, Endodontics, University of Michigan
School of Dentistry, 1011 N University Rm. 2353, Ann Arbor, MI 48109-1078, USA
e-mail: jenor@umich.edu

C.Cucco, DDS, MS, PhD
Department of Cariology, Restorative Sciences, Endodontics, University of Michigan
School of Dentistry, 1011 N University Rm. 2310G, Ann Arbor, MI 48109-1078, USA
e-mail: Cuccocarolina@gmail.com

多年来在临床中广泛运用的保守的牙髓治疗方法，其目的在于最大限度保留剩余牙髓组织的活性。当科学家证实牙髓中存在具有生物功能的干细胞后，寻找这类可用于牙髓再生的细胞来源和生物学途径的研究呈指数形式增长。众所周知，牙髓对外界刺激较为敏感，如龋损、感染及外伤。现行的治疗方法主要集中在如何保存受累的牙体组织[1,2]，而再生性牙髓治疗则致力于如何实现牙体组织（如牙本质和牙髓）的再生，甚至包括牙髓已经坏死的年轻恒牙，最终提高牙齿的抗力、维持（或恢复）牙髓的活力[1-3]。

临床工作者、基础医学及材料学研究人员等多学科的交叉渗透，使得口腔内多种来源成体干细胞的获得及生物材料的改性得到极大的提高，基于组织工程的再生性牙髓治疗更加容易实现。本章节将介绍的牙齿发育过程，经典的组织工程技术三要素即干细胞、支架材料及生长因子[4]，用于牙髓－牙本质复合体再生的改良组织工程技术等；最后，对于组织工程应用于牙髓再生中的关键点做一简要总结，希望能有助于推进该技术在临床工作中的实施。

9.2 乳牙和年轻恒牙的牙髓治疗

近年来牙体牙髓疾病多采用保守的治疗策略。随着大量再生性牙髓治疗的成功，提示学者干细胞及组织工程技术在死髓牙的治疗上前景广阔[1,2]。早在十年前，研究人员就从乳牙、因正畸原因拔除的前磨牙或磨牙牙髓组织中成功分离培养出成体间充质干细胞。这类细胞来源方便易得、具有较强的自我增殖能力和多向分化潜能，是用于牙颌组织再生理想的细胞来源[5,6]。

在胚胎发育早期，外胚层及外胚间充质通过分子对话和相互作用，诱导牙齿发育完成[5]。这种发育模式受精密的分子机制调控，在其他系统（如毛发和腺体等）胚胎发育过程中同样可见[6]。揭示这些潜在的分子机制有助于再现牙发育的过程，例如 sonic hedgehog 和骨形成蛋白是牙齿发育中特有的信号分子[7]。另外，在不同的发育阶段，上皮和间充质的相互作用处于动态变化（见第 2 章）。了解牙齿发育的时空调节机制是未来进行牙组织工程再生的基础与前提。

9.3 牙髓再生

在短期内，牙体组织中某个部分或结构的再生相对于完整牙的再生来说更加现实可行。首次由成人牙髓组织中经原代培养而获得的干细胞被命名为牙髓干细胞（DPSCs）[8]。随后不久，实验证实脱落乳牙中携带的乳牙牙髓干细胞

（SHED）是另一种获取成体干细胞的重要来源[9]。这两种牙源性干细胞均具有贴壁生长、形成细胞克隆、向其他多类细胞分化的潜能[8-11]，并且展示出高于骨髓间充质干细胞30%~50%的增殖及群体倍增速率[9]。基因芯片检测发现DPSCs具有与骨髓间充质干细胞不同的特异性基因表达[12]。经含有抗坏血酸、地塞米松和无机磷酸盐等条件诱导液体外培养后，DPSCs和SHED矿化标志物表达明显增强并形成矿化结节[8,9,13-15]。将DPSCs移植入体内后，均可见牙髓 - 牙本质复合体样的新生组织形成，如图9.1[16-19]。目前，以储存脱落乳牙、拔除后恒牙及其中干细胞的"牙齿银行"正在全世界范围内兴起。

　　牙乳头是另一种获取牙源性干细胞的组织来源。在牙齿的发育过程中，牙乳头是产生牙髓的原始组织；根尖牙乳头干细胞可以分化出成牙本质细胞，进而形成根部牙本质。与DPSCs相比，牙乳头干细胞的分化程度更低，再生牙本质的能力更强[20,21]。这类干细胞多由正在发育中的智齿根尖部获得。

　　牙源性干细胞可表达干细胞表面标记物STRO-1；可向成牙本质细胞、成骨细胞、脂肪细胞及神经细胞等分化[8-10,13,15,22]。另外，DPSCs对 α - 平滑肌肌动蛋白，CD146以及外膜细胞相关抗原（3G5）也呈阳性表达[12]。最近的研究表明，牙髓干细胞主要分布于牙髓组织中微血管周围。

9.4 生长和分化因素

　　充分了解牙齿发育及修复的生物学过程将有助于研究者更好地完成组织再生。牙本质基质中存在大量蛋白质和生长因子，有利于刺激组织的修复。这些生长因子由牙髓细胞在硬组织矿化过程中分泌并沉积于牙本质基质[24,25]，维持

牙髓干细胞移植后 2 周　　　　　　　牙髓干细胞移植后 3 周

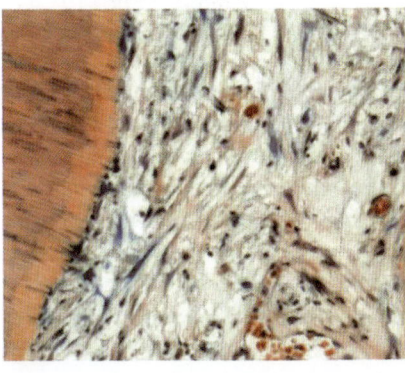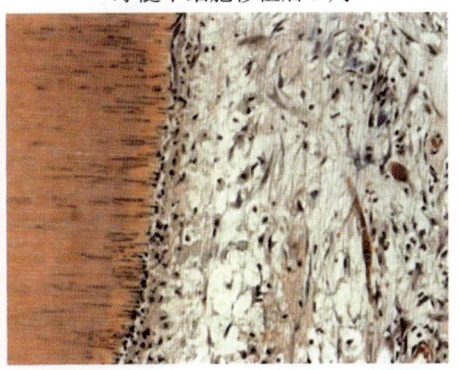

图 9.1　利用人牙髓干细胞（DPSCs）进行牙髓再生。将负载成体干细胞（DPSCs）的牙本质片段（支架材料复合体）移植至免疫缺陷小鼠背部皮下，2~3周后观察到新生的牙髓组织。蓝色着色的细胞表示 β - 半乳糖苷酶阳性表达，代表稳定转入 *LacZ* 基因的人 DPSCs

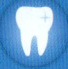

其活化形式。窝洞预备、酸蚀等会造成牙本质脱矿[26,27,28]，这些生长因子就释放于周围的细胞中，可能在调控修复性牙本质形成中起到关键作用[10,29]。生长因子对细胞信号转导具有重要意义，尤其是转化生长因子（TGF）-β 家族；它们可刺激成牙本质细胞分化、牙本质基质分泌以及修复性牙本质的形成等[29]。

在牙齿的发育和再生中，另一种重要的生长因子为骨形成蛋白（BMP）。重组人 BMP-2 可在体外促进人牙髓干细胞向成牙本质细胞样细胞的分化[30,31]。体外实验证实 TGF-β 1-3 与 BMP-7 具有类似的诱导效应[32,33]。体内实验发现，重组 BMP-2，BMP-4 以及 BMP-7 均可促进修复性牙本质生成[30,34]。重组人胰岛素样生长因子（IGF）-1 可有效诱导牙本质桥形成，其效果优于氢氧化钙类盖髓剂[35]。除生长因子外，其他分子也具有刺激牙髓细胞分化的功能。牙本质基质蛋白（DMP）-1 作为一种参与矿化过程的非胶原类蛋白，在动物实验中发现可诱导细胞分化、胶原合成以及直接盖髓术后钙化物质的沉积[36]。合成类糖皮质激素地塞米松则可以减缓人原代牙髓细胞的增殖，增加碱性磷酸酶和牙本质涎磷蛋白的表达[37]。在人牙源性细胞培养中加入 β-甘油磷酸盐可导致细胞形态、胶原合成及矿化能力的改变[38]。在诱导牙源性干细胞分化时，联合使用地塞米松及无机磷酸盐可促进细胞的矿化[8,9]。因此，笔者想指出的关键信息是，应充分了解这些可改变牙髓细胞生物学行为的调控因子，并在再生性牙髓治疗中予以运用。

9.5 支架材料

支架材料是细胞的载体，为细胞黏附、迁移和分化提供三维的生长环境。理想的支架材料应可自行降解，且其降解速率与新组织生长速率一致，并且具有无毒害、生物相容性良好的特性。对牙髓组织工程而言，可注射式的支架材料最佳。常用于作为载体的天然高分子材料包括胶原、弹性蛋白、氨基多糖、纤维蛋白、藻酸盐、蚕丝和壳聚糖等[39]。尽管这些材料具有一定的结构强度、良好的生物相容性和生物可降解性，但是无法人为改变材料的结构或成分以提高其应用效果。聚乙交酯（PGA）、聚丙交酯（PLA）以及二者的共聚物 PLGA 已广泛地应用于包括再生性口腔治疗的组织工程技术中[40,41]。水凝胶是一种可注射式的支架材料，它具有与活组织类似的黏弹性，可以有效地介导营养物质和代谢产物的交换，注射后在原位凝胶化以起到良好的封闭作用，其中凝胶剂的主要成分有聚乙二醇纤维蛋白、氨基多糖或多肽等，经化学或物理交联修饰后，还可以加入具有生物功能的分子或促进细胞生长、分化的因子，最终作为组织工程中的载体物质[42]。

9.6 组织工程技术在牙体牙髓病学中的应用

1990 年代早期，Langer 和 Vacanti 提出了组织工程的概念[43]，即通过生物学技术形成新的组织，以代替、修复原先病变或损伤的组织，最终保留组织（器官）功能[44]。

在牙体牙髓病学中运用组织工程技术是为了再生出牙髓样组织以及理想的牙髓 – 牙本质复合体。传统的根管治疗在根管清理、成形后，最终要对根管系统进行严密的封闭。年轻恒牙牙髓坏死后丧失了能够分化为牙髓细胞的间充质细胞而不能继续牙根的发育[45-47]，因而无法完成根管充填。另外，由于年轻恒牙牙根短、根管壁薄易折断[48]，根管经过机械预备后更加脆弱。这类患牙在使用氢氧化钙根尖诱导成形术[49]或者根尖封闭术后可以完成传统的根管治疗，但是由于冠根比失调使得牙根水平向折断（尤其是牙颈部折断）的风险大大增加（详见第 8 章）。

氢氧化钙根尖诱导成形术是由 Frank 在 1966 年提出的，该方法需要在一段较长的时间内通过多次更换根管内的氢氧化钙类制剂诱导根尖部形成钙化屏障[49]。另外，当牙本质与氢氧化钙长期接触后，机械强度降低，牙齿易于折断[51,52]。Cvek 在 1992 年曾报道，与发育完成的恒牙相比，年轻恒牙根充后因外伤所致的牙颈部折断率明显增加[48]。因此，对于深龋或外伤的年轻恒牙，如何保存（或恢复）牙髓的活性具有重要意义。

美国密歇根大学 David Mooney 团队在 20 世纪 90 年代首次提出组织工程再生牙髓的设想，接着多个研究团队致力于该理念的实施[53,54]。研究发现，将牙髓成纤维细胞接种于 PGA 支架材料培养 60d 后，细胞经过分化可以形成接近于天然牙髓的新生组织[53]。Bohl 等通过两年的实验研究发现，不同的支架材料会影响牙髓成纤维细胞的分化和胶原合成，PGA 的诱导效果优于藻酸盐以及 I 型胶原支架材料[54]。将 DPSCs 与胶原支架材料、生长因子 DMP-1 共同培养后，以牙本质片段为载体植入体内后有牙髓样组织生成[55]。研究团队将 SHED 接种在聚合支架材料并负载于牙本质片段上，共同植入免疫缺陷小鼠体内，2~4 周后可见牙本质片段上新生的具有微血管结构的牙髓样组织，连接新生组织与牙本质的细胞对成牙本质细胞（成骨细胞）标记物呈阳性表达[16]。值得一提的是，牙本质小管结构的形成证实 SHED 可以分化为功能完整的成牙本质细胞[17]。

Galler 的研究团队发现牙源性干细胞可以在聚乙二醇化的纤维蛋白凝胶上增殖、分化。在这个过程中，细胞将纤维蛋白降解，分泌胶原基质填补降解后的空间，再经过成骨诱导后逐渐沉积矿化产物。将 SHED 和 DPSCs 分别与一种可自我组装的多肽凝胶材料进行负载，发现材料中基质的改变会影响细胞与材料的兼容性。当材料中存在的多肽可以与细胞中的精氨酸 – 甘氨酸 – 天冬氨酸

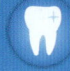

多肽（RGD）和基质金属蛋白酶（MMP）–2 酶切位点结合时，就可以显著提高 SHED 和 DPSCs 的增殖及迁移速率[56]。另外也有研究表明，这种基于多肽的凝胶材料可以刺激牙髓干细胞的分化[57]。未来将会出现定制式体系，其中包含有生长因子及诱导分化因子如 TGF–β1、成纤维细胞生长因子（FGF2）及血管内皮生长因子（VEGF）等，可以缓慢地释放至体系中。

9.7 牙髓再生策略

图 9.2 展示了三种可行的牙髓再生策略：①利用血凝块进行根管内"再血管化"，②根管内移植负载干细胞的注射式支架材料，③根管内移植干细胞膜片。这些方法都是基于经典的组织工程三要素：干细胞、生长因子和支架材料。目前，仅有第一种方法在美国和世界其他国家的临床工作中得到较为广泛应用，简称为"再血管化"（详见第 8 章）。但是在不久的将来，基于理论基础和转化医学理念的干细胞移植将会更新临床治疗方法。

9.7.1 利用血凝块进行根管内"再血管化"

Nygaard Otsby 在 1961 年首次提出"再血管化"疗法，即对于牙髓坏死的年轻恒牙，当血凝块充盈根管后，可以诱导其牙根的继续发育，最终得到较为理想的预后[58,59]。

这种再生性的治疗方法依赖于根尖牙乳头组织中存在的成骨细胞前体细胞和成牙本质细胞前体细胞，它们毗邻牙周血管，可能参与抵抗根管中炎症和组

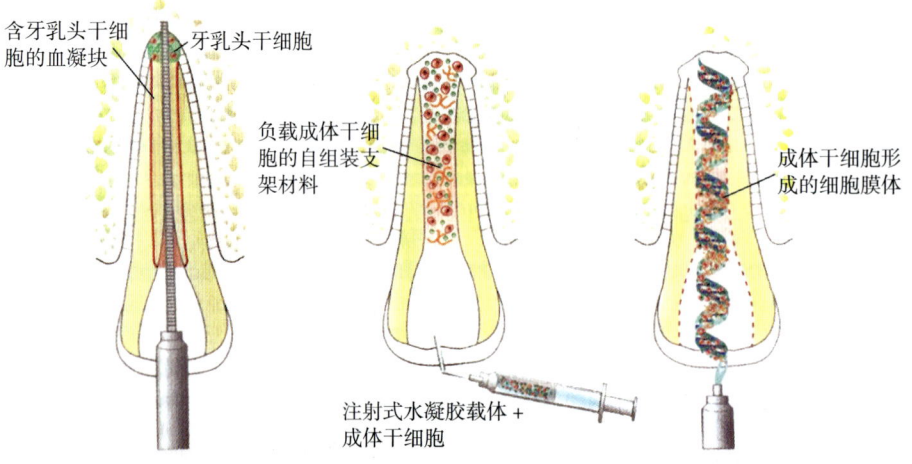

含牙乳头干细胞的血凝块
牙乳头干细胞
负载成体干细胞的自组装支架材料
成体干细胞形成的细胞膜体
注射式水凝胶载体 + 成体干细胞

图 9.2　三种可行的牙髓再生策略。①利用血凝块进行根管内"再血管化"，②根管内移植负载干细胞的注射式支架材料，③根管内移植干细胞膜片

织坏死过程[60]。在局部微环境适宜的情况下，来源于根尖周的干细胞开始增殖，再生出牙髓组织并继续牙根的发育[61]。

"再血管化"治疗同样需要根管预备、根管冲洗和封药。冲洗剂可以选择低浓度的次氯酸钠和氯己定等；封药通常使用抗生素糊剂（环丙沙星、四环素和米诺环素的混合制剂）数周，可有效地控制根管系统的感染，提高治疗成功率[62,63]。根管预备则需要适当的超出根尖孔，目的是刺激根尖周组织出血充盈根管。由于该治疗操作简便，只需要常规的器械和制剂，在临床上得到较为广泛的开展。值得一提的是，将患儿父母的血液注入根管后，同样可以检测到根管系统中新生的组织，且免疫排斥及病原微生物感染的发生率低于组织工程技术。

目前支持"再血管化"法的文献多为个案报道或小样本病例报道，由于该治疗方法有可能会出现一些不确定预后，因此需要大样本、长期的随访观察后得出更为真实可信的成功率，并完善治疗指南。但是，对于牙髓坏死的年轻恒牙来说，"再血管化"仍不失为一种值得提倡和尝试的再生性牙髓治疗方法。

9.7.2 根管内移植负载干细胞的注射式支架材料

将成体干细胞（如 SHED 和 DPSC）与支架材料负载后，共同植入牙髓坏死年轻恒牙的根管系统中，是另一种牙髓再生策略[3]。成体干细胞的来源多样，包括皮肤、颊黏膜、脂肪、骨和牙髓等[64]。

支架材料用于承载细胞的生长，刚性支架材料常用于骨等硬组织的组织工程再生中，可以满足负重的需求[65]。而在根管系统中，组织工程再生牙髓并不需要支撑牙体硬组织，因此可以采用相对柔软的具有三维结构的材料，如水凝胶。水凝胶是一种可注射式的支架材料[66]，可以作为细胞增殖、分化的基质，有助于再生具有组织结构的牙髓[67]。为了使水凝胶更加实用，研究者致力于将其制备为光敏聚合材料，一旦注射至靶位点后即可固化。Galler[68]的实验室就处在研究用于牙髓再生治疗的可注射式支架材料的前沿。事实上，这是一个令人振奋的新兴领域，可以极大地促进包括临床工作者、材料学家和细胞生物学家等多学科、多专业的协作。

将 SHED 置于前磨牙根管后共同植入免疫缺陷小鼠皮下，发现可以新生出具有功能的牙髓组织，并遍布整个根管[69]。联合使用可注射式的 PuraMatrix 支架材料会取得更加令人满意的效果。但是 SHED 与重组的人 I 型胶原基质材料负载后的再生效果不尽人意，在一些区域出现了破牙细胞的活动。日本的 Misako Nakashima 医生及其团队正在开展临床研究，对成体干细胞移植治疗恒牙牙髓坏死的安全性和有效性进行评估。

9.7.3 根管内移植干细胞膜片

这部分所介绍的方法是把体外培养的新生牙髓组织移植入清洁根管中，用于牙根继续发育。种子细胞可以来源于组织活检或脱落乳牙中所含的干细胞，经实验室培养和扩增，在体外负载于可生物学降解的聚合纳米纤维膜片，或细胞外基质蛋白膜片上（I 型胶原、纤连蛋白等）[70]。当膜片形成牙髓样组织后，植入根管中继续生长。细胞膜片的培养并不困难，且稳定性优于直接注射分散的细胞。但是细胞膜片缺乏血管分布，越靠近根尖区，膜片中细胞存活的可能性越大[71]。另一个挑战在于细胞膜片脆性较大，不能保证在置于根管时没有破损。因此，该方法在临床应用前需要进一步的优化和改良。Sfeir 团队近期采用 3D 自组装的非支架型膜片与牙髓干细胞负载，在根管系统中可再生出具有活性的牙髓样组织，为牙髓再生治疗提供了一种具有前景的新方法[72]。

小 结

现代口腔医学侧重于采用生物材料修复口腔中的组织缺损。但是这种方式仅能还原组织形态，对已丧失组织生理结构和功能的恢复作用十分有限。随着材料学、干细胞生物学以及口腔组织工程技术的快速发展，使得口腔组织再生的成功率大大增加。概念验证研究已经证实再生出完整的牙齿是可行的，但是在临床应用之前仍存在巨大的挑战，包括如何再现与天然牙类似的大小、形状和颜色等。另一方面，某个特定的牙齿结构的再生则更加容易实现。牙髓再生领域的研究成果呈指数形式增长。最终只有在包括临床工作者、材料学家和细胞生物学家等多学科的通力协作下，安全、有效、易行的牙髓再生疗法才能够在临床中成功的实施和推广。

参考文献

[1] Petersen PE. World Health Organization global policy for improvement of oral health-World Health Assembly 2007. Int Dent J, 2008,58(3): 115–121.

[2] Casagrande L, Cordeiro MM, Nör SA, et al. Dental pulp stem cells in regenerative dentistry. Odontology, 2011, 99(1): 1–7.

[3] Nör JE. Tooth regeneration in operative dentistry. Oper Dent, 2006, 31 (6):633–642.

[4] Nakashima M, Reddi AH. The application of bone morphogenetic proteins to dental tissue engineering. Nat Biotechnol, 2003, 21 (9): 1025–1032.

[5] Thesleff I. Epithelial-mesenchymal signaling regulating tooth morphogenesis. J Cell Sci, 2003, 116(Pt 9): 1647–1648.

[6] Pispa J, Thesleff I. Mechanisms of ectodermal organogenesis. Dev Biol, 2003,262(2): 195–205.

[7] Thesleff I, Mikkola M. The role of growth factors in tooth development. Int Rev Cytol, 2002, 217: 93–135.

[8] Gronthos S, Mankani M, Brahim J, et al. Postnatal human dental pulp stem cells (DPSCs) in vitro and in vivo. Proc Natl Acad Sci USA, 2000, 97(25): 13625–13630.

[9] Miura M, Gronthos S, Zhao M, et al. SHED: stem cells from human exfoliated deciduous teeth. Proc Natl Acad Sci USA, 2003,100(10):5807–5012.

[10] Gronthos S, Brahim J, Li W, et al. Stem cell properties of human dental pulp stem cells. J Dent Res, 2002,81 (8): 531–535.

[11] Paino F, Ricci G, De Rosa A, et al. Ecto-mesenchymal stem cells from dental pulp are committed to differentiate into active melanocytes. Eur Cell Mater, 2010,20:295–305.

[12] Shi S, Robey PG, Gronthos S. Comparison of human dental pulp and bone marrow stromal stem cells by cDNA microarray analysis. Bone, 2001,29:532–539.

[13] Seo BM, Miura M, Gronthos S, et al. Investigation of multipotent postnatal stem cells from human periodontal ligament. Lancet, 2004,364(9429): 149–155.

[14] Wei X, Ling J, Wu L, et al. Expression of mineralization markers in dental pulp cells. J Endod. 2007, 33(6):703–708.

[15] Gay IC, Chen S, MacDougall M. Isolation and characterization of multipotent human peri-odontal ligament stem cells. Orthod Craniofac Res, 2007, 10(3): 149–160.

[16] Cordeiro MM, Dong Z, Kaneko T, et al. Dental pulp tissue engineering with stem cells from exfoliated deciduous teeth. J Endod, 2008, 34(8):962–969.

[17] Sakai VT, Zhang Z, Dong Z, et al. SHED differentiate into functional odontoblasts and endo-thelium. J Dent Res, 2010,89(8):791–796.

[18] Demarco FF, Casagrande L, Zhang Z, et al. Effects of morphogen and scaffold porogen on the differentiation of dental pulp stem cells. J Endod, 2010,36(11):1805–1811.

[19] Sonoyama W, Liu Y, Yamaza T, et al. Characterization of the apical papilla and its residing stem cells from human immature permanent teeth: a pilot study. J Endod, 2008,34(2): 166–171.

[20] Huang GT, Sonoyama W, Liu Y, et al. The hidden treasure in apical papilla: the potential role in pulp/dentin regeneration and bioroot engineering. J Endod, 2008,34: 645–651.

[21] Iohara K, Nakashima M, Ito M, et al. Dentin regeneration by dental pulp stem cell therapy with recombinant human bone morphogenetic protein 2. J Dent Res, 2004,83(8):590–595.

[22] Machado CV, Passos ST, Campos TM, et al. The dental pulp stem cell niche based on aldehyde dehydrogenase 1 expression. Int End J. 2015. doi: 10.111 l/iej.12511. [Epub ahead of print].

[23] Smith AJ, Matthews JB, Hall RC. Transforming growth-factor-b 1 (TGF-b 1) in dentin matrix. Ligand activation and receptor expression. Eur J Oral Sci, 1998, 106 Suppl 1:179–184.

[24] Roberts-Clark DJ, Smith AJ. Angiogenic growth factors in human dentine matrix. Arch Oral Biol, 2000,45(11): 1013–1016.

[25] Smith AJ, Cassidy N, Perry H, et al. Reactionary dentinogenesis. Int J Dev Biol, 1995, 39:273–280.

[26] Graham L, Cooper PR, Cassidy N, et al. The effect of calcium hydroxide on solubilization of bioactive dentine matrix components. Biomaterials, 2006, 27(14): 2865–2873.

[27] Murray PE, Smith AJ. Saving pulps—a biological basis. An overview. Prim Dent Care, 2002, 9(1):21–26.

[28] Tziafas D. Basic mechanisms of cytodifferentiation and dentinogenesis during dental pulp repair. Int J Dev Biol, 1995,39:281–290.

[29] Tziafas D, Alvanou A, Panagiotakopoulos N. Induction of odontoblast-like cell differentiation in dog dental pulps after in vivo implantation of dentine matrix components. Arch Oral Biol, 1995, 40(10):883–893.

[30] Smith AJ, Murray PE, Sloan AJ, et al. Trans-dentinal stimulation of tertiary dentinogenesis. Adv Dent Res, 2001, 15:51–54.

[31] Nakashima M, Nagasawa H, Yamada Y, et al. Regulatory role of transforming growth factor-b, bone morphogenetic protein-2, and protein-4 on gene expression of extracellular matrix proteins and differentiation of dental pulp cells. Dev Biol, 1994, 162(1): 18–28.

[32] Iohara K, Zheng L, Ito M, et al. Side population cells isolated from porcine dental pulp tissue with self-renewal and multipotency for dentinogene-sis, chondrogenesis, adipogenesis, and neurogenesis. Stem Cells, 2006, 24(11):2493–2503.

[33] Sloan AJ, Smith AJ. Stimulation of the dentine-pulp complex of rat incisor teeth by transforming growth factor-b isoforms 1-3 in vitro. Arch Oral Biol, 1999,44(2): 149–156.

[34] Sloan AJ, Rutherford RB, Smith AJ. Stimulation of the rat dentine-pulp complex by bone morphogenetic protein-7 in vitro. Arch Oral Biol, 2000,45(2): 173–177.

[35] Six N, Decup F, Lasfargues JJ, et al. Osteogenic proteins (bone sialoprotein and bone morphogenetic protein-7) and dental pulp mineralization. J Mater Sci Mater Med, 2002,13(2):225–232.

[36] Lovschall H, Fejerskov O, Flyvberg A. 63 pulp-capping with recombinant human insulin-like growth factor I (rhlGF-I) in rat molars. Adv Dent Res, 2001,15:108–112.

[37] Almushayt A, Narayanan K, Zaki AF., et al. Dentin matrix protein 1 induces cytodifferentiation of dental pulp stem cells into odontoblasts. Gene Then, 2006,13(7):611–620.

[38] Alliot-Licht B, Bluteau G, Magne D, et al. Dexamethasone stimulates differentiation of odontoblast-like cells in human dental pulp cultures. Cell Tissue Res, 2005,321(3):391–400.

[39] Couble ML, Farges JC, Bleicher F, et al. Odontoblast differentiation of human dental pulp cells in explant cultures. Calcif Tissue Int, 2000, 66(2):129–138.

[40] Gomes A, Azevedo H, Malafaya P, et al. Tissue engineering, van Blitterswijk C, editor. Burlington/San Diego: Elsevier, 2008.

[41] Chan G, Mooney DJ. New materials for tissue engineering: towards greater control over the biological

response. Trends Biotechnol, 2008,26(7):382–392.

[42] Langer R, Tirrell DA. Designing materials for biology and medicine. Nature, 2004, 428(6982): 487–492.

[43] Langer R, Vacanti JP. Tissue engineering. Science, 1993,260(5110):920–926.

[44] Curtis M, Riehle M. Tissue engineering: the biophysical background. Phys Med Biol, 2001, 46(4):47–65.

[45] Torneck CD, Smith J. Biologic effects of endodontic procedures on developing incisor teeth. I. Effect of partial and total pulp removal. Oral Surg Oral Med Oral Pathol, 1970,30:258–266.

[46] Torneck CD, Smith JS, Grindall P. Biologic effects of endodontic procedures on developing incisor teeth. II. Effect of pulp injury and oral contamination. Oral Surg Oral Med Oral Pathol, 1973,35:378–388.

[47] Torneck CD, Smith JS, Grindall P. Biologic effects of endodontic procedures on developing incisor teeth. 3. Effect of debridement and disinfection procedures in the treatment of experimentally induced pulp and periapical disease. Oral Surg Oral Med Oral Pathol, 1973, 35:532–540.

[48] Cvek M. Prognosis of luxated non-vital maxillary incisors treated with calcium hydroxide and filled with gutta-percha. A retrospective clinical study. Endod Dent Traumatol, 1992, 8:45–55.

[49] Frank AL. Therapy for the divergent pulpless tooth by continued apical formation. J Am Dent Assoc, 1966,72:87–93.

[50] Torabinejad M, Chivian N. Clinical applications of mineral trioxide aggregate. J Endod, 1999, 25: 197–205.

[51] Kleier CJ, Ban ES. A study of endodontically apexified teeth. Endod Dent Traumatol, 1991,7:112–117.

[52] Mohammadi Z, Dummer PM. Properties and applications of calcium hydroxide in endodontics and dental traumatology. Int Endod J, 2011, 44:697–730.

[53] Mooney DJ, Powell C, Piana J, et al. Engineering dental pulp-like tissue in vitro. Biotechnol Prog, 1996, 12(6):865–868.

[54] Bohl KS, Shon J, Rutherford B, et al. Role of synthetic extracellular matrix in development of engineered dental pulp. J Biomater Sci Polym, 1998,9(7):749–764.

[55] Prescott RS, Alsanea R, Fayad MI, et al. In vivo generation of dental pulp-like tissue by using dental pulp stem cells, a collagen scaffold, and dentin matrix protein 1 after subcutaneous transplantation in mice. J Endod, 2008,34(4):421–426.

[56] Galler KM, Aulisa L, Regan KR, et al. Self-assembling multidomain peptide hydrogels: designed susceptibility to enzymatic cleavage allows enhanced cell migration and spreading. J Am Chem Soc, 2010,132(9):3217–3223.

[57] Galler KM, Cavender A, Yuwono V, et al. Self-assembling peptide amphiphile nanofibers as a scaffold for dental stem cells. Tissue Eng Part A, 2008, 14(12):2051–2058.

[58] Ötsby BN. The role of the blood clot in endodontic therapy. An experimental histologic study. Acta Odontol Scand, 1961, 19: 324–353.

[59] Torabinejad M, Turman M. Revitalization of tooth with necrotic pulp and open apex by using platelet-rich plasma: a case report. J Endod, 2011, 37: 265–268.

[60] Whitherspoon DE, Small JC, Regan JD, et al. Retrospective analysis of open apex teeth obturated with mineral trioxide aggregate. J Endod, 2008, 34: 1171–1176.

[61] Hargreaves KM, Giesler T, Henry M, et al. Regeneration potential of the young permanent tooth: what does the future hold? J Endod, 2008, 37(7 suppl):S51–S56.

[62] Sato I, Ando-Kurihara N, Kota K, et al. Sterilization of infected root-canal dentine by topical application of a mixture of ciprofloxacin, metronidazole and minocycline in situ. Int Endod J, 1996, 29: 118–124.

[63] Hoshino E, Kurihara-Ando N, Sato I, et al. In-vitro antibacterial susceptibility of bacteria taken from infected root dentine to a mixture of ciprofloxacin, metronidazole and minocycline. Int Endod J, 1996,29:125–130.

[64] Kindler V. Postnatal stem cell survival: does the niche, a rare harbor where to resist the ebb tide of differentiation, also provide lineage-specific instructions? J Leukoc Biol, 2005,78:836–844.

[65] Trojani C, Weiss P, Michiels JF, et al. Three-dimensional culture and differentiation of human osteogenic cells in an injectable hydroxypropyl methylcellulose hydrogel. Biomaterials, 2005, 26: 5509–5517.

[66] Alhadlaq A, Mao JJ. Tissue-engineered osteochondral constructs in the shape of an articular condyle. J Bone Joint Surg Am, 2005, 87: 936–944.

[67] Luo Y, Shoichet MS. A photolabile hydrogel for guided three-dimensional cell growth and migration. Nat Mater, 2004,3:249–253.

[68] Galler KM, Cavender AC, Koeklue U, et al. Bioengineering of dental stem cells in PEGylated fibrin gel. Regen Med, 2011,6(2):191–200.

[69] Rosa V, Zhang Z, Grande RH, et al. Dental pulp tissue engineering in full length human root canals. J Dent Res, 2013, 92(11):970–975.

[70] Venugopal J, Ramakrishna S. Applications of polymer nanofibers in biomedicine and bio-technology. Appl Biochem Biotechnol, 2005, 125:147–158.

[71] Peter SJ, Miller MJ, Yasko AW, et al. Polymer concepts in tissue engineering. J Biomed Mater Res, 1998, 43: 422–427.

[72] Syed-Picard FN, Ray Jr HL, Kumta PN, et al. Scaffoldless tissue-engineered dental pulp cell constructs for endodontic therapy. J Dent Res, 2014,93(3):250–255.

（刘飞 译，郭青玉 审）